Naturo-famille

Du même auteur

Naturo Beauté, 2012

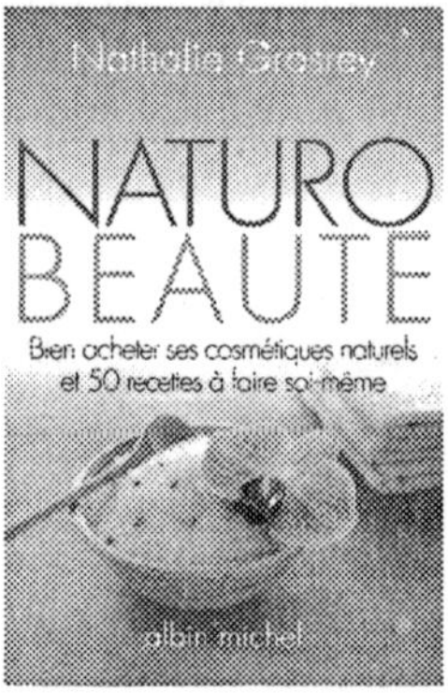

Nathalie Grosrey-Lajonc

Naturo-famille

100 petits maux de la vie quotidienne
traités par les plantes

Albin Michel

Ouvrage publié sous la direction de Laure Paoli
et Marc de Smedt

Avertissement

Le lecteur gardera en permanence à l'esprit que les propriétés curatives décrites ne remplacent en aucun cas l'avis médical toujours indispensable dans l'établissement d'un diagnostic et dans l'appréciation de la gravité de la pathologie.
En cas de troubles de santé avérés et de traitements médicaux, toujours se renseigner auprès d'une personne qualifiée avant d'entreprendre des soins à base de plantes.
Le lecteur est invité à lire les précautions d'emploi relatives aux méthodes proposées dans cet ouvrage p. 284.
L'éditeur et l'auteur dégagent toute responsabilité concernant les conséquences qui découleraient d'une utilisation abusive ou non des informations qui sont contenues dans le présent ouvrage.

Sommaire

Préface

Les rencontres dans la vie sont de plus ou moins grande importance apparente : de certaines on ne retient rien, d'autres plus ou moins ; d'autres encore nous paraissent comme des panneaux indicateurs nous permettant de faire un ou des choix marquant profondément notre vie. Sur les plans professionnel, philosophique et familial, ma vie a été souvent enrichie et enluminée par ce type de rencontres à l'origine de changements de direction ou d'approfondissements marquants.
Nathalie Grosrey est une de ces rencontres marquantes. C'est dans mon milieu professionnel que j'ai eu la chance de partager la mise au monde d'une amitié lumineuse et solide. Cela fut possible grâce à une passion commune, le partage d'une expérience et un amour profond pour les plantes et les hommes.
Nathalie a travaillé et continue encore depuis de nombreuses années à l'École de Plantes Médicinales de Lyon, d'abord comme élève puis comme enseignante, maniant à la fois théorie et pratique ce qui a convaincu et enchanté des centaines d'étudiants venus s'initier à la possibilité, au travers de la Nature, de se soigner ou de soigner sa famille.
Elle a très vite compris, par ce partage au travers de l'enseignement, le besoin d'un grand nombre de personnes d'aller vers une autonomie de plus en plus grande que notre société moderne ne nous propose guère.

Nathalie l'a non seulement compris mais nous montre le chemin de la Nature et des Plantes comme étant notre premier chemin de liberté : notre corps nous appartient ainsi que nos pensées et notre affectivité.
Préparer ses « médicaments » naturels, utiliser les matières premières que nous offre la Nature, connaître les

techniques naturelles éternelles ou nouvelles, quelle source d'enrichissement et quel plaisir !
En proposant des conseils précis, documentés et pratiques, Nathalie nous permet de croire à un avenir lumineux dans lequel, partant de ces expériences simples et utiles, le lecteur continuera ou entamera un chemin de respect non seulement de soi mais aussi des autres.

Patrice de Bonneval
Docteur en Pharmacie
Directeur de l'École lyonnaise des plantes médicinales

Introduction

Prendre en main sa santé grâce aux plantes est un souhait que nous sommes de plus en plus nombreux à formuler. Nous cherchons ainsi à devenir acteur de notre santé ou à nous la réapproprier. Mais nous cherchons aussi à tisser un lien étroit avec la Nature, à nous immerger en elle par le biais des plantes. L'aventure est exaltante car nous touchons alors au vivant et gagnons en force de vie. Nos Anciens possédaient encore ce savoir.

Or, utiliser les plantes pour se maintenir en santé ou se soigner ne s'improvise pas. Ce guide fournit toutes les informations nécessaires, de manière simple et précise. Après vous avoir donné un bref aperçu de l'art de se soigner par les plantes, il s'attache à vous expliquer comment vous maintenir en santé grâce à une prévention judicieuse. Vous trouverez ensuite un répertoire de A à Z des principaux troubles qui jalonnent la vie et, bien sûr, les soins appropriés.

Les soins proposés conviennent à toute la famille. J'ai de plus consacré deux chapitres spécifiques aux jeunes enfants et aux futures mamans.

J'ai choisi les plantes et les ingrédients qui me paraissent les plus efficaces et les plus faciles à utiliser, en privilégiant les végétaux qui poussent communément en France. J'en ai volontairement limité le nombre afin que chacun puisse se lancer sans difficulté.

Mais ce guide est surtout une invitation à s'approcher au plus près de nos compagnes végétales, une invitation à un émerveillement quotidien. Puisse sa lecture vous être heureuse et utile.

Présentation des soins naturels

Les différents soins naturels proposés dans ce livre constituent ce que nous appelons *l'herboristerie*. En voici une brève présentation.

Phytothérapie

La phytothérapie est l'art de soigner par les plantes. Tradition millénaire, elle a su évoluer avec le temps et gagner encore en efficacité grâce aux procédés contemporains de culture et de conservation qui permettent d'obtenir des plantes aux composants quantitativement stables.

Pour extraire toutes les vertus recherchées des plantes, on les utilisera soit en poudre, soit après les avoir soumises à l'action extractive de l'eau (infusions, décoctions ou sirops), de l'alcool (alcoolatures, teintures ou oenolés), ou d'une huile végétale (macérations huileuses), soit après les avoir soumises à l'action extractive du vinaigre de cidre (acétolés) ou de la glycérine végétale (macérats glycérinés).

Gemmothérapie

La gemmothérapie, branche de la phytothérapie, est l'utilisation thérapeutique des bourgeons et des jeunes pousses de plantes. Les bourgeons sont des tissus qui se multiplient à l'infini et qui contiennent toute la force vitale de l'arbre. Leur composition est complexe et très riche : minéraux, vitamines, facteurs de croissance, hormones, enzymes, etc.
Ils portent tout le potentiel de l'arbre, ce que nous pouvons expliquer en prenant l'exemple du bourgeon d'aubépine.

Nous savons que la fleur de cet arbuste a une action harmonisante sur le rythme cardiaque, action que nous retrouvons dans le bourgeon. Mais celui-ci a aussi les propriétés du fruit de l'arbre, à savoir une action sur le muscle cardiaque.

La gemmothérapie apporte des solutions profondes et durables à de nombreux incidents de santé.

Aromathérapie

L'aromathérapie, autre branche de la phytothérapie, est l'art de soigner par les huiles essentielles et les hydrolats.

Les huiles essentielles sont des essences de plantes obtenues grâce à une distillation par entraînement à la vapeur d'eau. Les essences d'agrumes, quant à elles, sont obtenues suite à l'expression ou au grattage des zestes. Très puissantes et efficaces, elles sont à utiliser avec prudence et en très petites quantités.

Lors du processus de distillation, la vapeur qui a traversé les plantes se condense et constitue ce que l'on nomme des hydrolats ou eaux florales. Ces hydrolats sont très intéressants pour les enfants puisqu'ils contiennent quelques traces d'huiles essentielles (deux pour mille environ) et en ont donc les propriétés soignantes tout en étant beaucoup plus doux et faciles à utiliser.

Dans cet ouvrage, les huiles essentielles sont surtout retenues pour leur pouvoir anti-infectieux et leur action relaxante. Toutefois, cet emploi est très restrictif car elles possèdent bien d'autres qualités remarquables qui sont d'ailleurs loin d'avoir été toutes découvertes à ce jour. En effet, leur pouvoir olfactif exerce une influence impressionnante sur notre psychisme, nos états d'âme. Je n'oublierai jamais une de mes étudiantes, femme lumineuse, m'expliquant que ses jumelles autistes de sept ans étaient enfin venues à sa rencontre suite à l'application d'une goutte – une seule – d'huile essentielle de nard *(Nardostachys jatamansi)* placée sur leurs pieds.

On utilise les huiles essentielles par voie externe en diffusion atmosphérique, dans le bain, en massage local dans de l'huile végétale, dans des compresses d'argile, dans des baumes. Chez l'adulte, je conseille aussi parfois leur utilisation par voie interne mais en petites quantités et sur du court terme.

Élixirs floraux

Sous le vocable « élixirs floraux », on regroupe les Fleurs de Bach et les autres élixirs floraux.

Les Fleurs de Bach sont les 38 remèdes mis au point par le docteur Bach ainsi que son **Rescue** et sa **crème Rescue** (crème de secours). Tous les autres produits inspirés par les travaux du célèbre docteur s'appellent des élixirs floraux (européens, australiens, hawaïens, etc.).

Les élixirs floraux sont des remèdes subtils qui traitent notre état émotionnel, nous aidant à retrouver l'équilibre psychique, l'harmonie intérieure et, de là, la santé. Sans effet secondaire, sans contre-indication, d'une utilisation très simple, leurs effets sont impressionnants tant chez les adultes que chez les adolescents et les enfants. Ils fonctionnent également très bien sur les animaux et les plantes, mais nous sortons du cadre de cet ouvrage. Le plus connu de ces remèdes s'appelle **Rescue** ou Remède de secours ; il s'emploie dans toutes les situations d'urgence (stress, accident...).

Les élixirs floraux sont obtenus en déposant certaines fleurs à la surface d'une eau pure et en exposant l'ensemble au soleil pendant quelques heures. Ces fleurs transmettent alors leurs qualités vibratoires à l'eau qui sera ensuite recueillie et stabilisée par de l'alcool[1].

Élixirs spagyriques

La spagyrie, ou alchimie végétale, telle qu'elle se pratique aujourd'hui, trouve ses origines dans les travaux de Paracelse (célèbre médecin de la Renaissance). L'art spagyrique consiste à séparer, purifier et réunir les trois principes constituant une plante : *Sulfur* (l'âme de la plante contenue dans l'huile), *Mercurius* (l'esprit de la plante contenu dans l'alcool) et *Sal* (la structure physique de la plante contenue dans le sel soluble, lui-même obtenu par la calcination des résidus). Lorsque ces trois principes sont purifiés et à nouveau réunis, on obtient un remède

1. La quantité de cognac contenue dans 2 ou 4 gouttes de Fleur de Bach (posologie courante) est si infime qu'il ne peut y avoir de risque de toxicité. Toutefois, on trouve aussi les Fleurs de Bach sans alcool, en granules. Enfin, l'élaboration des Fleurs de Bach s'apparentant à celle de l'homéopathie, il n'existe aucun risque de toxicité lié aux plantes dans ces préparations.

spagyrique qui représente la plante dans son état subtil et énergétique.

Les élixirs spagyriques, de par leur grande pureté vibratoire et leur complexité, agissent sur l'être humain dans sa globalité et en profondeur. Ils rééquilibrent les énergies, préservent et stimulent le pouvoir d'auto-guérison et les processus vitaux. Ces produits n'entraînent aucun effet secondaire et ne menacent pas l'équilibre naturel du corps. Au contraire, ils s'harmonisent avec le corps, l'âme et l'esprit de l'être humain[1].

Apithérapie

L'apithérapie n'est autre que le soin grâce aux trésors de la ruche.

La *propolis* est une fine pellicule résineuse dont le végétal enrobe le bourgeon pour le protéger de toute agression. L'abeille le prélève afin de protéger à son tour la ruche contre les agressions extérieures (problèmes d'étanchéité, la réparation des fissures, la lutte contre les bactéries, virus, champignons). En herboristerie, nous l'utilisons comme antiseptique et antifongique, mais aussi en prévention des troubles hivernaux.

Le *pollen* est la poudre nuptiale mâle des fleurs. L'abeille le récolte de fleur en fleur et le regroupe en petites pelotes pour le ramener à la ruche où il servira d'alimentation aux larves et aux jeunes. Dans le cadre des soins naturels,

1. Explications fournies par Ulrich Rampp, fondateur du laboratoire Biofloral.

il est surtout utilisé comme fortifiant (acides aminés, minéraux, oligo-éléments, vitamines).

La *gelée royale*, nourriture réservée aux reines, est une sécrétion des glandes pharyngiennes des abeilles nourricières. En herboristerie, nous l'utilisons elle aussi comme fortifiant puisqu'elle est riche en acides aminés, minéraux, oligo-éléments et vitamines. Ses effets sont rapides et puissants.

Le *miel* est le nectar floral que les abeilles se passent de bouche en bouche et qui finit sa maturation par évaporation dans la ruche. Il contient entre autres des glucides, des vitamines, des oligo-éléments, des sels minéraux et des essences florales. Il complète avantageusement les tisanes, venant même en renforcer les effets. Ainsi, par exemple, une tisane hivernale verra son action renforcée par l'ajout de miel de sapin, qui est un excellent antiseptique des voies respiratoires.

Argilothérapie

On appelle « argilothérapie » l'art de se soigner par les argiles. Ces terres précieuses sont utilisées depuis la nuit des temps par les animaux et les humains à cette fin. Les femmes les utilisent aussi depuis toujours sous forme de masque pour entretenir leur peau. Les peuples premiers s'en servaient également pour les dessins corporels rituels.

Il existe des argiles vertes, rouges, jaunes, roses, blanches, etc. Leur action est polyvalente, efficace et leur coût est raisonnable, d'où leur grand intérêt dans les soins familiaux. Elles s'utilisent aussi bien par voie interne qu'externe.

Dans cet ouvrage, nous en avons retenu l'usage externe, par poudrage ou cataplasme, surtout pour les plaies cutanées et les troubles du système locomoteur. Vous verrez que leur action peut être potentialisée en leur associant des plantes ou des huiles essentielles.

Magnétothérapie

La magnétothérapie est l'utilisation thérapeutique des aimants (voir aussi p. 280). Encore peu développée, cette thérapie nous vient de la nuit des temps. Simple mais très efficace, elle va rapidement remporter votre adhésion. Vous vous servirez des aimants pour magnétiser l'eau de boisson (p. 32), la rendant ainsi plus drainante et hydratante, mais aussi en application locale pour soulager les douleurs des uns et des autres, et en séances de revitalisation afin de vous défatiguer et vous régénérer.

Nutrition

La nutrition inclut tant les compléments alimentaires naturels que la nourriture quotidienne. Nous y reviendrons notamment dans la section consacrée à la prévention (voir p. 27).

Quelques précisions

Je n'ai pas dressé de liste exhaustive de tout ce qui se fait en matière de soins naturels. J'ai retenu ceux qui ont ma préférence parce qu'ils allient une remarquable efficacité à une grande simplicité d'application.

Il est évident que ces soins ne se substituent aucunement à un traitement médical. Là encore, il s'agit d'user de bon sens. Si une piqûre d'insecte, une diarrhée passagère, un faible écoulement nasal ou une toux débutante peuvent relever des soins familiaux, une surveillance suivie est nécessaire afin d'anticiper tout risque d'œdème, d'aggravation, etc. Au moindre doute, une visite chez votre médecin s'impose sans tarder. Il en va de même pour tout symptôme sérieux ou persistant.

Toutefois, même en cas de prescription médicale, il est toujours possible d'assister l'allopathie avec des produits naturels. Ainsi, avant la visite chez le médecin, et selon besoin, vous prendrez ou donnerez un élixir floral contre le stress. Pendant les traitements, vous prendrez ou donnerez des plantes afin de soulager les reins et le foie. Après, vous choisirez des plantes renforçant l'immunité et la vitalité, etc.

Enfin, n'oublions pas que le champ d'application royal des produits naturels reste la prévention. Ce champ est très vaste comme vous allez le constater dans la suite de cet ouvrage.

Renforcer sa santé

Avant d'aborder les soins adaptés à divers troubles, voyons ce qu'il convient de mettre en place pour essayer, autant que faire se peut, de rester en bonne santé. L'approche se décline en quatre orientations : une alimentation adaptée, une vie saine et harmonieuse, des cures d'élimination et de drainage, des cures pour renforcer l'immunité.

Une alimentation adaptée

Elle s'articule autour de quelques grandes lignes faciles à mettre en place au quotidien.

Inviter le moins souvent possible à notre table

• Les aliments industrialisés qui sont trop riches en graisses saturées, sucres et sel.

• Les aliments raffinés comme les farines blanches, le sucre blanc, etc. qui sont pauvres en éléments nutritifs et qui acidifient notre organisme. Un mauvais équilibre acido-basique est le lit de nombreux troubles.

• Le café, le chocolat (surtout celui qui est très sucré), les sucreries qui ne sont pas formidables pour notre santé. Mais on est bien d'accord, de temps en temps, ils contribuent à la joie de vivre !

Inviter le plus souvent possible à notre table

• Des fruits et légumes frais du jardin ou biologiques. Pour les cuire, penser à l'étouffée qui n'altère pas ou peu les richesses nutritives qu'ils recèlent.

• Des fruits rouges (raisins, myrtilles, framboises, grenades, etc.) riches en antioxydants, ces molécules aux propriétés anti-âge.

• Des céréales bises biologiques. Privilégiez les *demi-complètes*. Pourquoi ? Parce que les céréales complètes peuvent, à la longue, irriter le tube digestif.
• Du pain bis biologique au levain naturel.
• Des légumineuses (pois chiches, soja, lentilles corail, lentilles vertes, haricots secs).
• Des œufs biologiques (à la coque pour conserver la vitamine A contenue dans le jaune).
• Des huiles végétales bio de première pression à froid en privilégiant l'huile d'olive, de colza et de noix qui présentent tous les oméga (acides gras essentiels) dont nous avons besoin, sans oublier le tournesol, l'œillette et la cameline.
• Des oléagineux non salés comme les amandes, les noisettes et les noix.
• Des graines germées, véritables concentrés d'éléments nutritifs excellents pour la vitalité.
• Des épices comme le cumin, si bon pour le tractus digestif, et le curcuma, formidable anti-inflammatoire et antioxydant.

Repenser nos besoins alimentaires

Manger de manière saine et équilibrée, c'est réduire nos besoins en :
• Viande de toutes sortes. Parce que l'on se sent mieux en trouvant toutes les protéines dont nous avons besoin sans faire violence aux animaux. Et lorsque l'on se sent bien, notre santé va bien aussi. De plus, trop de viande encrasse notre organisme. Les nombreuses légumineuses sous toutes leurs formes et les œufs sont une bonne alternative.
• Fromages et laitages même biologiques car ils finissent eux aussi par encrasser l'organisme. Attention à en consommer suffisamment toutefois pour éviter, entre autres, les problèmes liés à l'ostéoporose.

Conseils supplémentaires

Au-delà de l'alimentation, on pensera à son hygiène de vie globale :

- En buvant abondamment de l'eau, en s'offrant des cures de complexes multivitamines-minéraux-antioxydants naturels, en faisant de l'exercice régulièrement et en dormant suffisamment.
- En renonçant à la cigarette qui abîme au sens propre l'organisme. Les Fleurs de Bach et autres élixirs floraux peuvent vous y aider. Une brève description de cette thérapie figure dans la section *Présentation des soins naturels* p. 21. Vous trouverez également des ouvrages de référence sur le sujet dans la bibliographie.
- En veillant à une bonne hygiène intestinale qui est déterminante pour rester en santé. Les conseils d'hygiène de vie précédents devraient contribuer à cette hygiène intestinale. Ne pas hésiter à faire des cures de pré-et probiotiques deux ou trois fois par an notamment après la cure de drainage (voir p. 35) et à consommer de l'eau aimantée (voir *Magnétothérapie* p. 25).

Pré- et probiotiques

Les prébiotiques sont des fibres alimentaires, et les probiotiques des bactéries-amies et des levures qui agissent sur l'équilibre intestinal, et ce faisant, sur l'immunité et la santé globale. On fait habituellement des cures de cinq à huit jours de produits contenant des pré- et des probiotiques. Une cure après le drainage annuel (voir p. 35) est vivement conseillée.

Utiliser la magnétothérapie

Aimanter l'eau

Pour aimanter l'eau, il suffit de se procurer des *magnets* (de la marque Auris, par exemple). Chaque nuit, vous placez un pot ou une bouteille d'eau entre vos deux aimants et la journée vous consommez cette eau sans la faire chauffer car elle perdrait ses vertus. L'eau aimantée peut devenir une boisson quotidienne.

Vertus de l'eau aimantée

La fondatrice d'Auris nous parle ainsi de cette eau merveilleuse : « L'eau magnétisée, par sa forte capacité d'hydratation, évite l'accumulation des déchets dans les émonctoires, leur dépôt sur les parois des vaisseaux, la congestion des organes, fait disparaître les calculs rénaux, baisser les taux de cholestérol et diabète, combat la constipation, les insuffisances hépatiques ou biliaires, éclaircit le teint, favorise la perte de poids, combat fatigue et manque d'énergie, prévient les blessures pendant l'effort et améliore les performances physiques ».

Une vie saine et harmonieuse

Pour être en bonne santé, nous avons besoin d'une vie saine et équilibrée. Sans nous transformer en ermite, nous pouvons tout simplement être plus respectueux des rythmes naturels. Il est aussi clairement établi qu'une bonne santé repose sur une bonne immunité, celle-ci dépendant d'un bon moral. Le stress, l'anxiété, la dégradation de la joie, la dépression sont autant de facteurs qui nuisent à l'immunité.
Comment cela se traduit-il en pratique ?

En étant le plus souvent dans la nature

Se ressourcer en montagne, en forêt, au milieu des herbes, au bord de la mer, etc. Nous avons besoin de ce retour aux sources pour équilibrer notre vie trépidante et souvent étrangère aux rythmes naturels. Nous nous éloignons ainsi de nos soucis, du bruit du monde et prenons peu à peu du recul par rapport aux événements qui jalonnent notre quotidien. En apprenant à nous détendre, nous réduisons notre stress et notre santé s'en ressent positivement.

En faisant de l'exercice régulièrement

Bouger est essentiel pour ne pas grossir et pour maintenir notre système cardio-respiratoire et vasculaire en bon état. Le mouvement est aussi indispensable pour notre appareil locomoteur, et pas seulement pour limiter l'arthrose et l'ostéoporose. De plus, bouger active le transit intestinal, évitant ainsi tous les troubles liés à la constipation. Enfin, les recherches actuelles semblent confirmer que les personnes ayant une activité physique sont moins exposées au risque de cancer.

En pratiquant une activité relaxante

Le taï-chi, le yoga, la méditation, toutes ces techniques nous apprennent à nous détendre, à gérer notre stress dont le pouvoir oxydatif est redoutable. Elles nous aident à vivre mieux. Là encore, l'organisme en bénéficie.

En cultivant la joie

Le docteur Bach et le rabbi Naham de Bratslav n'ont cessé de le répéter: « Toutes les maladies qui viennent sur l'homme, toutes viennent de la dégradation de la joie ». Ne laissons pas la morosité, le doute, la dépression envahir notre vie. Cultivons l'art de se réjouir des petits bonheurs. Les Fleurs de Bach et autres élixirs floraux, par exemple, peuvent vraiment nous aider à cheminer plus légèrement (p. 21). Et lorsque la vie est plus légère, notre santé rayonne.

En adoptant une alimentation saine

Comme nous l'avons vu précédemment (p. 29).

En dormant suffisamment

Chacun a besoin d'un sommeil réparateur. Nous ne sommes pas tous égaux dans ce domaine, certains ayant besoin de plus d'heures de sommeil pour se lever frais et dispos. Il est donc important de nous adapter à nos besoins.

En prenant des plantes adaptogènes

La rhodiola rosea, la gentiane jaune, le ginseng ou l'éleuthérocoque accroissent la résistance de notre organisme aux divers stress qu'il subit. Alors pensez à en faire des cures de trois semaines plusieurs fois par an.

Des cures d'élimination et de drainage

L'intérêt de ces cures

Le drainage consiste à absorber des plantes agissant sur les émonctoires, ces organes chargés de l'élimination. Il aide le corps à se débarrasser des toxines accumulées au fil du temps, ce qui optimise le fonctionnement de tous les organes, leur offrant en quelque sorte une cure de jouvence.

La période adéquate

On privilégie habituellement la transition hiver-printemps pour cette cure afin de débarrasser l'organisme des déchets qui s'accumulent plus abondamment en hiver du fait d'une alimentation plus riche et d'une sédentarité accrue. Une cure annuelle de 21 jours semble constituer une bonne moyenne. Ce chiffre de 21 jours correspond au cycle de renouvellement des cellules. Si vous en ressentez le besoin, vous pouvez faire une autre cure en automne.

Le choix et l'utilisation des remèdes

Il est possible d'acheter des préparations toutes prêtes (jus de bouleau, mélange drainant, etc.) Il est surtout recommandé de prendre cette cure sous forme d'infusion de plantes car vous alliez alors le pouvoir détoxinant des plantes aux vertus nettoyantes et hydratantes de l'eau.

Exemple d'infusion « élimination »

• Faire préparer en herboristerie ou préparer le mélange de plantes suivantes finement ciselées :

Bouleau (feuilles)	40 g
Ortie piquante (feuilles)	30 g
Pensée sauvage (fleurs)	10 g
Mauve (fleurs)	15 g
Menthe verte ou poivrée	quelques feuilles

• Placer 1 cuil. à dessert de ce mélange de plantes dans une casserole contenant une tasse à thé d'eau froide (environ 200 ml).
• Porter doucement à ébullition. Aux premiers frémissements de l'eau, couper la source de chaleur et faire infuser pendant 5 à 7 minutes avec un couvercle posé sur la casserole. Filtrer.
• Consommer 1 tasse le matin la première semaine puis les deux semaines suivantes 1 tasse le matin et 1 autre le soir.

Exemple d'élixir « élimination »

(pour 75 cl de produit fini)
• Faire préparer en herboristerie ou préparer le mélange de plantes suivantes finement ciselées :

Aigremoine (sommités fleuries)	10 g
Bouleau (feuilles)	10 g
Mauve (fleurs)	10 g
Ortie piquante (feuilles)	15 g
Pensée sauvage (fleurs)	10 g
Pissenlit (feuilles)	10 g

• Placer les plantes dans un contenant en verre ou en terre et ajouter 1 litre de vin rouge biologique.

• Mélanger bien avant de fermer avec un couvercle non hermétique.

• Laisser macérer pendant 10 à 21 jours à température ambiante en remuant de temps en temps.
• Filtrer.
• Ajouter les Fleurs de Bach suivantes :

Crab Apple	2 gouttes
Olive	2 gouttes
Star of Bethlehem	2 gouttes
Walnut	2 gouttes

• Ajouter encore 1 à 2 cuil. à soupe, selon votre goût, de miel.
• Mélanger soigneusement avant de verser dans une bouteille en verre. Boucher et apposer une étiquette indiquant le nom de la préparation et la date.
• À consommer comme vin dépuratif à raison de 1 cuil. à soupe, 1 à 3 fois par jour, à diluer dans un peu d'eau, en cure de 21 jours.

Une recette pour tous ceux qui croient que les plantes sont des remèdes peu enthousiasmants. Histoire de les réconcilier avec les soins de *bone fame*[1] !

La sève de bouleau

Remarquable drainant de l'organisme, la sève de bouleau est aisée à récolter. Voici comment procéder :
• En début de printemps, percer[2] dans l'écorce d'un bouleau blanc un petit trou permettant de loger une paille sur une profondeur de 1 à 1,5 cm maximum.
• Dès que la sève s'écoule, introduire l'extrémité courte d'une paille coudée dans le trou et placer l'autre extrémité dans un récipient adapté (bouteille ou pot).

1. Expression qui signifiait à l'origine : « De bonne réputation ». Transformée en « bonne femme » pour donner une connotation négative.
2. Veiller à ce que l'outil utilisé soit très propre pour ne pas apporter de maladie à l'arbre.

- Maintenir le récipient en place avec du ruban adhésif large, par exemple, en faisant le tour du tronc.
- Vérifier que la sève s'écoule correctement et laisser en place jusqu'à obtention de la quantité souhaitée et raisonnable.
- Une fois la récolte faite, reboucher le trou avec du mastic à arbre ou de la **Crème Rescue** (*Crème de secours*) afin que la sève ne continue pas à goutter.
- Conserver la sève au réfrigérateur. La conservation étant limitée, récolter de petites quantités à la fois.
- À consommer pure ou diluée dans un peu d'eau, en cure de 21 jours, à raison d'1 cuil. à soupe 3 fois par jour.

Des cures pour renforcer l'immunité

Intérêt de ces cures

Lors de ces cures, on apporte des plantes qui renforcent l'immunité et d'autres qui stimulent l'organisme. En optimisant ainsi la réponse immunitaire, nous luttons mieux contre les agressions extérieures. Là encore, nous sommes dans le domaine de la prévention.

La période adéquate

Nous avons expliqué pourquoi la cure de drainage trouve toute sa raison d'être en début de printemps. Les remèdes conseillés pour renforcer l'immunité seront quant à eux conseillés en automne, vers l'équinoxe. En effet, ils visent à soutenir l'organisme afin qu'il soit plus à même de résister à l'hiver et à son lot d'affections habituelles. Ils seront administrés pendant 21 jours, renouvelables selon besoin.

Choix et utilisation des remèdes

Plantes

- L'échinacée renforce l'immunité tout comme la gentiane jaune.
- L'angélique, pour sa part, a toujours été utilisée pour se protéger des épidémies. Elle a également une action stimulante.
- L'éleuthérocoque, plus doux que le ginseng, est un excellent tonifiant, antifatigue et antistress.
- Le galéopsis, plante expectorante donc spécifique du système respiratoire, est aussi reminéralisant et anti-anémique, ce qui convient bien pour renforcer l'organisme.
- Le thym, quant à lui, est antiseptique, fortifiant des voies respiratoires, et donne un coup de fouet.

Autres

- Le pollen ou la gelée royale conviennent bien aussi en cure préventive puisqu'ils apportent de nombreux éléments indispensables à l'organisme.
- La propolis est immunostimulante et antiseptique.
- Le sérum de Quinton[1] (solution hypertonique), revitalisant et reminéralisant, est lui aussi approprié à la cure préventive. Il s'agit d'eau de mer stérilisée par filtration.

1. Le sérum de Quinton ne convient pas aux personnes souffrant d'hypertension artérielle.

Prendre soin de sa santé de A à Z

Les abréviations retenues
dans cette section sont les suivantes :
HV pour huile végétale
HE pour huile essentielle

Voici maintenant un répertoire de A à Z des maux quotidiens les plus courants avec les soins appropriés pouvant être entrepris à la maison. Vous y trouverez aussi des conseils pour les événements majeurs d'une vie tels que la puberté ou l'accouchement.

Accouchement

Aussi naturels que soient la grossesse et l'accouchement, ils n'en demeurent pas moins extraordinaires et le corps doit alors réaliser de véritables prouesses.

Si l'accouchement se prépare tout au long de la grossesse, tant au plan physique que psychique, voici néanmoins quelques conseils utiles lorsque le grand jour arrive.

PHYTOTHÉRAPIE

Pendant la semaine précédant l'accouchement, les infusions de sauge officinale (feuilles), de framboisier (feuilles) et de tilleul (fleurs) sont fort utiles. La sauge va soulager les douleurs de l'accouchement tout en dilatant légèrement le col de l'utérus. Le framboisier va lui aussi soulager les douleurs tout en ayant une action tonique sur l'utérus afin de mieux le préparer au travail. Le tilleul va vous aider à vous détendre.

- Composer ou faire composer en herboristerie un mélange en quantités égales de ces trois plantes finement ciselées.
- Mettre 1 cuil. à dessert de ce mélange pour 1 tasse à thé d'eau (environ 200 ml).
- Laisser infuser 5 minutes. Filtrer.
- Prendre 2 tasses par jour jusqu'au jour J.

FLEURS DE BACH ET ÉLIXIRS FLORAUX

D'autre part, les Fleurs de Bach et autres élixirs floraux, sans aucune contre-indication ni effet secondaire, sont de précieux alliés au cours de cette période si forte émotionnellement.

Penser notamment à :

Mimulus (Mimule), le remède des craintes précises et dans ce cas, la crainte de l'accouchement.

Aspen (Tremble) contre le ressenti diffus d'appréhension, d'angoisse.

White Chestnut (Marronnier blanc) contre la ronde incessante des pensées inquiètes qui va jusqu'à empêcher de trouver le sommeil.

Walnut (Noyer) aidera à mieux vivre les transformations de l'existence dues à la venue de bébé.

Red Chestnut (Marronnier rouge) réconfortera les mamans qui se font trop de souci pour leur bébé.

Impatiens (Balsamine) aidera à mieux supporter les derniers temps de la grossesse.

Rescue (Remède de secours) est utile chaque fois qu'il y a crainte ou sentiment de panique.

• 2 gouttes des élixirs floraux adaptés (4 gouttes de **Rescue**) dans un peu d'eau, à prendre 2 à 3 fois par jour.

+

AROMATHÉRAPIE

Une huile de massage vous permettant de vous détendre sera elle aussi bienvenue les quelques jours précédant l'accouchement. Demandez à votre compagnon qu'il masse le bas de votre dos, la plante de vos pieds, votre plexus solaire ou la paume de vos mains, avec de petites quantités de cette huile.

Mélange d'huiles essentielles

HV fluide (amande douce, noyau d'abricot, sésame, jojoba ou macadamia, par exemple)........................ 30 ml
HE de lavande vraie *(Lavandula angustifolia)*........................1 goutte
HE de géranium rosat *(Pelagornium x asperum)*........................1 goutte
HE de camomille romaine *(Anthemis nobilis)*........................1 goutte

Ces huiles essentielles ont une action antidouleur et apaisante.

ET AUSSI...

Les Anciens conseillaient de placer, au moment du travail, un lit de feuilles d'armoise sous le bassin de la future accouchée.

Acné

Il s'agit d'une infection des bulbes pileux du visage mais aussi du cou, des épaules et du haut du dos. Elle provient d'un excès de séborrhée (peau grasse) ou d'un déséquilibre hormonal (puberté ou grossesse), les deux facteurs étant souvent liés.

PHYTOTHÉRAPIE

Infusion

Des infusions de plantes seront très utiles tant par voie interne que par voie externe. Composer ou faire composer en herboristerie l'infusion suivante :

Bardane (racine concassée)	50 g
Thym (sommités fleuries)	50 g
Ortie piquante (feuilles)	30 g
Sauge officinale (feuilles)	30 g
Pissenlit (feuilles)	30 g

La bardane et l'ortie agissent directement sur l'émonctoire peau qu'elles assainissent et apaisent. Le thym est un puissant anti-infectieux qui assainit lui aussi la peau. La sauge est retenue pour son action équilibrante sur la sphère hormonale. Enfin, le pissenlit est un draineur hépato-biliaire qui va favoriser les fonctions cutanées.

• Mettre 1 cuil. à dessert de ce mélange pour une tasse à thé d'eau (environ 200 ml).
• Laisser infuser 7 à 10 minutes.
• Boire 2 tasses par jour pendant 21 jours.
• À renouveler selon besoin après un arrêt de 10 jours.

De plus, vous gardez chaque fois un peu de cette infusion et, lorsqu'elle est tiède, vous en tamponnez les zones acnéiques à l'aide d'une compresse.

+

GEMMOTHÉRAPIE

Le macérat-mère de bourgeons de cassis est intéressant pour son action anti-inflammatoire. On en prendra 5 gouttes dans un peu d'eau, 1 fois par jour pendant 21 jours. À renouveler selon besoin après arrêt de 10 jours environ.

+

FLEURS DE BACH ET ÉLIXIRS FLORAUX

Crab Apple (Pommier sauvage) est l'un des grands classiques dans le traitement de l'acné. Il améliore l'image de soi et aide à diminuer l'effet d'impureté souvent ressenti en cas d'acné. Il a également une action purificatrice.

• Par voie interne : 2 gouttes dans un peu d'eau, 2 à 3 fois par jour, pendant 21 jours.

• Par voie externe : 4 gouttes dans une tasse d'eau. Nettoyer les zones acnéiques à l'aide de ce mélange.

Walnut (Noyer) et **Mimulus** (Mimule) l'accompagneront avec bonheur par voie interne uniquement.

Mimulus est recommandé pour les peurs précises soit, lors de la puberté, la peur du changement, de la transformation.

Walnut aide à traverser les périodes de transformation, à mieux accepter les changements.

• Par voie interne : 2 gouttes de chaque dans un peu d'eau, 2 à 3 fois par jour, pendant 21 jours.

+

AROMATHÉRAPIE

Les hydrolats de camomille romaine *(Anthemis nobilis)*, de lavande vraie *(Lavandula angustifolia)* et de thym à linalol *(Thymus vulgaris CT linalol)*, par exemple, utilisés en lotion, améliorent nettement la qualité de la peau lorsqu'apparaissent de petites imperfections.

Il est également possible de tamponner les boutons avec 2 ou 3 gouttes pures d'huile essentielle d'arbre à thé (*Melaleuca alternifolia*).

+

COMPLÉMENTS

Il est indispensable de rééquilibrer et consolider le microbiote intestinal grâce à l'apport de pré- et probiotiques que l'on prendra sous forme de cure de 5 à 8 jours, après l'infusion drainante (p. 36). Cure à renouveler. Pour les choisir, demander conseil à votre magasin bio ou à votre pharmacie.

ET AUSSI...

• Penser, via l'alimentation, à l'apport d'éléments bénéfiques pour la peau :
– vitamine A (légumes vert foncé ou orangés, fruits orange, jaunes, rouges, verts...) ;
– vitamines du groupe B (levure de bière) ;
– soufre (riz demi-complet, œufs, choux, soja...) ;
– oméga 3 (huile végétale de colza ou de noix...).
• Penser aussi à régulariser votre transit intestinal car la santé de la peau en dépend vraiment. Pour cela, l'eau magnétisée (p. 32), les fibres douces (céréales bises, fruits et légumes frais...) et l'exercice physique quotidien (marche notamment) font merveille. Pour plus de précisions, vous pouvez vous reporter aux conseils donnés dans la section *Renforcer sa santé* (p. 27).

Acouphènes (ou Bourdonnements dans les oreilles)

De nombreuses personnes souffrent de ces bourdonnements persistants qui mettent sur les nerfs, engendrent des troubles du sommeil et de la concentration, voire une

dépression. Une visite chez le médecin s'impose pour éloigner toute cause physiologique. Une visite chez l'ostéopathe est plus que conseillée car les acouphènes peuvent être dus à un problème crânien ou vertébral.
En plus des traitements du médecin et de l'ostéopathe, on agira avec les plantes sur le stress et la circulation, deux facteurs souvent en cause dans cette pathologie.

PHYTOTHÉRAPIE

EPS (extrait fluide glycériné) de gingko biloba
Cette plante est intéressante pour son action circulatoire au niveau du cerveau. On la choisira, dans ce cas précis, en EPS pour l'absence d'alcool et une teneur plus élevée en principes actifs. Suivre la posologie minimale indiquée sur l'emballage, en cure de trois semaines à renouveler.

+

Infusion de mélisse (feuilles)
- Mettre 1 cuil. à dessert de plantes par tasse à thé d'eau (environ 200 ml).
- Laisser infuser 5 minutes. Filtrer.
- Boire 1 à 2 tasses par jour, en cure de 3 semaines à renouveler.

GEMMOTHÉRAPIE

En lieu et place du gingko et de la mélisse, on peut opter pour des macérats mères glycérinés de châtaignier, de marronnier et de sorbier. Ces trois plantes agissent sur la circulation.
- 2 gouttes de chaque, 1 fois par jour, en cure de 3 semaines, à renouveler 3 ou 4 fois par an.

FLEURS DE BACH ET ÉLIXIRS FLORAUX

Il n'existe pas de Fleurs de Bach pour les acouphènes puisque ces remèdes traitent les états d'âme et non les symptômes. Toutefois, la pratique montre que certaines attitudes mentales accompagnent souvent les acouphènes. La piste vaut la peine d'être étudiée. La voici !

Agrimony (Agrimoine) pour les personnes sous pression tant elles se forcent à cacher leurs souffrances intérieures.
Aspen (Tremble) pour les craintes sans cause, pour l'angoisse diffuse.
Cherry Plum (Prunier myrobolan) pour ceux qui se sentent parfois à la limite d'imploser et qui ne savent pas ce qu'ils seraient alors capables de faire.
Clematis (Clématite) pour trouver plus d'intérêt à la réalité et moins la fuir par les pensées et les rêves.
Gentian (Gentiane) si les acouphènes vous dépriment.
Gorse (Ajonc) si les acouphènes vous dépriment au point d'être prêt à renoncer à vous soigner.
Honeysuckle (Chèvrefeuille) pour trouver plus d'intérêt à la réalité et moins la fuir en se réfugiant dans le passé.
Impatiens (Balsamine) pour relâcher la pression.
Oak (Chêne) pour les personnes fortes et volontaires qui s'épuisent du fait de trop de responsabilités.
Olive (Olivier) en cas d'épuisement physique et mental.
Rock Water (Eau de roche) pour ceux qui sont trop exigeants avec eux-mêmes.
White Chestnut (Marronnier blanc) pour les pensées récurrentes qui empêchent de s'endormir ou réveillent au petit matin, qui « prennent la tête ».

• À raison de 2 gouttes de chaque élixir choisi dans un peu d'eau, 2 à 3 fois par jour pendant 21 jours. À renouveler selon besoin.

AROMATHÉRAPIE

Mélange d'huiles essentielles

HV fluide (amande douce, noyau d'abricot, sésame, jojoba ou macadamia, par exemple) .... 30 ml
HE de lavande vraie (*Lavandula angustifolia*) .... 3 gouttes
HE de géranium rosat (*Pelagornium x asperum*) .... 3 gouttes
HE de marjolaine (*Origanum majorana*) .... 3 gouttes

• Appliquer ce mélange de préférence le soir, en massage léger sur le plexus, la plante des pieds ou le long de la colonne vertébrale, jusqu'à amélioration. Ces huiles essentielles vont favoriser la détente.

ET AUSSI...

Dans son ouvrage, *La Santé à la Pharmacie du Bon Dieu*[1], Maria Treben conseille de placer dans les oreilles un morceau d'ouate humecté de gouttes d'*Élixir du Suédois* pour chasser les bourdonnements ainsi que les tintements d'oreille.

Aérophagie (ballonnements, flatulences)

Il s'agit d'une accumulation de gaz dans le tube digestif qui se manifeste par une pesanteur, une oppression, des éructations ou des flatulences. Même si le phénomène

1. Ennsthaler Gesellschaft, 2007.

est nerveux, il convient de commencer par le bon sens : manger à des heures régulières, lentement, c'est-à-dire en prenant le temps de mastiquer, et sans parler à l'excès afin de limiter l'entrée d'air dans le tube digestif.

PHYTOTHÉRAPIE

Infusion

Composer ou faire composer en herboristerie le mélange de plantes suivant :

Serpolet (sommités fleuries)	20 g
Anis vert (semences)	20 g
Verveine odorante (feuilles)	20 g
Fenouil (semences)	10 g
Souci des jardins (fleurs)	10 g
Mélisse (feuilles)	10 g
Menthe verte ou poivrée (feuilles)	5 g

• Mettre 1 cuil. à dessert de ce mélange par tasse à thé d'eau (environ 200 ml)
• Laisser infuser 7 à 10 minutes. Filtrer.
• Prendre 1 tasse au déjeuner et une autre au dîner, pendant 21 jours.
• À renouveler.

Le serpolet, la mélisse et la verveine vont favoriser la digestion et aider à la détente. Le fenouil, l'anis vert et la menthe vont agir sur les spasmes digestifs et l'élimination des gaz. Quant au souci des jardins, il adoucit le tube digestif.

FLEURS DE BACH ET ÉLIXIRS FLORAUX

Lors de douleurs aiguës, prendre 4 gouttes de **Rescue** (Remède de secours) dans un peu d'eau.

+

AROMATHÉRAPIE

Prendre 1 goutte d'HE de menthe poivrée ou de coriandre sur un petit morceau de sucre complet ou de la mie de pain
ou
6 granules de Biofloral Complexe Digestion, avant le déjeuner et avant le dîner, pendant 8 jours.

+

Mélange d'huiles essentielles

HV fluide (amande douce, noyau d'abricot, sésame, jojoba ou macadamia, par exemple)..........30 ml
HE de basilic exotique *(Ocimum basilicum)*..........3 gouttes
HE de citron *(Citrus limon)*..........3 gouttes
HE de romarin à verbénone *(Rosmarinus officinalis CT verbénone)*..3 gouttes
HE de camomille romaine *(Anthemis nobilis)*..........3 gouttes

• Selon besoin, se masser le ventre et le plexus solaire avec quelques gouttes de ce mélange.
• À renouveler jusqu'à 21 jours.

ET AUSSI...

La mélisse, que nous avons citée plus haut, entre dans la composition de l'*Eau de Mélisse des Carmes*, remède réputé depuis fort longtemps en cas de ballonnements, éructations mais aussi palpitations et troubles nerveux. En voici une recette simplifiée.

Eau de mélisse des Carmes

Mélisse (feuilles)..........50 g
Citron (zestes)..........15 g

Muscade (noix râpée) .... 10 g
Coriandre (semences) .... 10 g
Cannelle (écorce) .... 5 g
Clous de girofle .... x 3

• Faire macérer les plantes dans 1 litre d'eau de vie pendant 8 jours environ.
• Filtrer et ajouter 200 g de sucre complet mouillé avec 2 verres d'eau.
• Mélanger soigneusement jusqu'à ce que le sucre soit complètement fondu.
• Mettre en bouteilles, boucher et étiqueter.
• Utiliser ponctuellement à raison de 1 cuil. à soupe après les deux principaux repas.

Allaitement

Cet acte de tendresse et d'amour est parfois entravé par de petits bobos qui répondent bien aux traitements naturels.

■ Sécrétion de lait insuffisante

Si le bébé pleure de façon anormale et ne grossit pas assez, la maman manque certainement de lait. Composer ou faire composer en herboristerie le mélange de plantes suivant à parts égales :

Fenouil (semences)
Anis (semences)
Carvi (semences)
Fenugrec (semences)
Galéga (fleurs)

• Mettre 1 cuil. à dessert de ce mélange pour 1 tasse à thé d'eau (environ 200 ml).

- Laisser infuser 5 à 7 minutes. Filtrer.
- Boire 2 à 3 tasses par jour pendant 21 jours.
- À renouveler selon besoin.

Ces plantes vont favoriser la lactation.

Crevasses

Si les mamelons sont irrités, gercés ou crevassés, l'application locale de gel de silice, 3 fois par jour, va vraiment aider à la cicatrisation et au renforcement de la peau. Choisir un gel neutre (sans ajout d'extraits de plantes, etc.) et bio puisque le nourrisson va forcément en avaler un peu, ce qui lui fera le plus grand bien !

FLEURS DE BACH ET ÉLIXIRS FLORAUX

Gentian (Gentiane) si le fait de ne pas pouvoir nourrir suffisamment son enfant agit sur le moral.
Mimulus (Mimule) si la crainte de ne plus pouvoir allaiter perturbe le quotidien.
Olive (Olivier) en cas d'épuisement physique et mental.
White Chestnut (Marronnier blanc) si la crainte de ne plus pouvoir allaiter devient obsessionnelle, empêchant le sommeil.

- Prendre 2 gouttes de chaque élixir choisi dans un peu d'eau, 2 à 3 fois par jour pendant 21 jours. À renouveler selon besoin.

COMPLÉMENTS

Afin de soutenir l'organisme, très sollicité pendant l'allaitement, la prise d'un complément alimentaire composé de vitamines, minéraux et oligo-éléments est bienvenue. Choisir des compléments à base d'ingrédients naturels. Demandez conseil à votre magasin bio ou à votre pharmacie.

Allergies

Les allergies sont des réactions anormales de notre système immunitaire à des éléments extérieurs aussi divers que les pollens, les acariens, les aliments, les parfums, etc. Ces réactions peuvent être rapides ou retardées de plusieurs heures. Quelle que soit l'origine du trouble, on traitera de la même façon tous les terrains allergiques.

PHYTOTHÉRAPIE

Alcoolature ou teinture-mère de plantain

• Adulte : 20 à 30 gouttes deux fois par jour pendant 21 jours.
• Enfant : 5 à 15 gouttes deux fois par jour pendant 21 jours.
Le plantain est un anti-histaminique.

+

GEMMOTHÉRAPIE

Macérats-mères de bourgeons de cassis, romarin et églantier

• Adulte : 1 goutte de chaque deux fois par jour pendant 21 jours.
• Enfant : 1 goutte de romarin le matin, 1 goutte d'églantier en fin d'après-midi et 1 goutte de cassis le soir, pendant 21 jours.

Le cassis et l'églantier sont des anti-histaminiques qui renforcent aussi l'immunité. Le romarin est un antitoxique du foie. Grâce à son action, les toxines allergiques sont éliminées de l'organisme.

FLEURS DE BACH ET ÉLIXIRS FLORAUX

• Prendre 4 gouttes de **Rescue** (Remède de secours) dans un peu d'eau en cas de crise mais aussi chaque fois qu'il y a stress puisque celui-ci a une incidence sur les terrains allergiques.

+

■ En cas d'allergies respiratoires

AROMATHÉRAPIE

Composer ou faire composer en herboristerie, le mélange suivant :

HE d'estragon *(Artemisia dracunculus)*..5 ml
HE de camomille romaine *(Anthemis nobilis)*................................ 5 ml

• En cas de crise, passer le flacon plusieurs fois sous le nez afin d'en respirer le contenu. L'estragon est retenu pour son action anti-allergique et la camomille pour son action apaisante.
En lieu et place de ce mélange, vous pouvez choisir Biofloral Complexe Allergies. Suivre la posologie indiquée sur l'emballage.

+

COMPLÉMENTS

Manganèse oligo-élément en prévention

• Adulte : 1 ampoule le matin pendant 15 jours.

• Enfant : 1 ampoule le matin un jour sur deux pendant 15 jours.

+

Pré-et probiotiques en prévention

• À prendre pendant 5 à 8 jours, après la cure de drainage au printemps. Voir la posologie sur l'emballage.

ET AUSSI...

• Éliminer autant que faire se peut les contacts avec les allergènes connus.

• Veiller à votre alimentation : les œufs, les cacahuètes, les crustacés, le lait, les tomates, le chocolat, les aliments qui contiennent du gluten sont souvent responsables de réactions allergiques.

• En revanche, penser aux aliments riches en vitamine A (persil, légumes vert foncé ou orangés, fruits orange, jaunes, rouges et verts) et en zinc (céréales bises, légumineuses, amande, noix, noisette (si vous n'êtes pas allergique aux oléagineux) qui jouent un rôle essentiel dans la production d'anticorps neutralisant les allergènes.

• Enfin, pour l'asthme et les allergies respiratoires, pensez à l'huile de nigelle et/ou aux œufs de caille (par exemple Desensilium du laboratoire Biokosma) par voie interne en traitement de fond.

Amincissement

■ Image du corps et confiance en soi

Mincir pour se plaire

Chaque année, à l'approche du printemps, les publicités se multiplient sur les produits pour aider à mincir. Sans aborder la question de la tension mentale que provoque l'idéal d'un corps filiforme mis en avant par la mode, il est évident qu'en ôtant nos manteaux et autres vêtements épais de l'hiver, nous découvrons un corps que nous n'avons pas forcément envie d'exposer tel quel à la vue des autres, surtout à la piscine ou à la plage !

Mincir est donc important puisque, sans même parler de séduction, cela nous permet d'offrir aux autres une image de nous-même qui nous plaît. Nous reprenons alors confiance en nous.

Mincir, un acte de santé

Parfois, chercher à perdre du poids se révèle aussi un acte de santé. Un vrai surpoids ne nuit pas seulement à la circulation veineuse mais à l'ensemble de notre corps. Troubles digestifs, migraines, sollicitation excessive de l'appareil locomoteur, fatigue accompagnent bien souvent ce problème.

Mincir avec le sourire

Ne nous voilons pas la face, tout programme d'amincissement passe forcément par un contrôle régulier de la nourriture. Au lieu de suivre des régimes drastiques ponctuels, mieux vaut surveiller ce que l'on mange au quotidien.

Il ne s'agit pas de devenir obsédé par l'alimentation mais d'adopter avec joie une nouvelle hygiène de vie. Et rien n'empêche de faire de temps en temps de vrais repas gastronomiques en oubliant la diététique !

Conseils pratiques

Une alimentation saine

Pour vous aider, vous pouvez vous reporter à la section *Renforcer sa santé, Une alimentation adaptée* p. 29. Vous pouvez aussi vous informer sur le régime dit crétois qui convient vraiment à notre vie quotidienne.

L'eau, élixir minceur

Pensez aussi à boire abondamment :

- De l'eau, aimantée si possible car son effet drainant est potentialisé (voir *Renforcer sa santé* p. 27, *Magnétothérapie* p. 25).
- Des infusions drainantes en cure de 21 jours plusieurs fois par an. L'infusion « élimination » citée dans la section *Renforcer sa santé* convient tout à fait lors d'un programme d'amincissement.

Vous pouvez aussi de temps à autre intégrer à votre eau de boisson du jus de pamplemousse ou de l'huile essentielle de pamplemousse (1 à 2 gouttes pour un litre d'eau) et agiter vivement la bouteille avant consommation. Ce fruit est vraiment votre allié minceur puisque même son parfum agirait positivement sur l'aptitude de notre organisme à détruire les graisses.

Astuce
Pour vous aider à mincir, l'absorption des trois macérats-mères glycérinés suivants est intéressante :
Châtaignier, décongestionnant lymphatique et draineur veineux.
Frêne, draineur rénal et anticellulite.
Noisetier, décongestionnant lymphatique et veineux.
- En cure de 21 jours, à répéter selon besoin.
- Voir posologie sur l'emballage.

Bouger !
Perdre du poids nécessite également de faire de l'exercice. La sédentarité nous fait grossir et nuit à notre santé. Bouger est indispensable, surtout marcher. En effet, la marche nous maintient en forme, nous aide à contrôler notre poids et prévient l'ostéoporose. Monter les escaliers galbe les jambes et la pratique du vélo est formidable pour éliminer cellulite et culotte de cheval. Quant à la gymnastique douce mais tonique, elle donne d'excellents résultats.

Stress et émotions
D'autre part, si votre alimentation reflète des déséquilibres émotionnels et affectifs, ou si vous êtes trop stressé, vous pouvez vous faire aider par les Fleurs de Bach et autres élixirs floraux. Ces remèdes harmonisent nos états d'âme et permettent bien souvent de lever des blocages. Ils nous aident à vivre mieux, plus légèrement. Vous trouverez en bibliographie des titres d'ouvrages sur ce sujet.

Cosmétiques minceur
Enfin, l'application locale de cosmétiques adaptés vient renforcer les mesures précédentes. Voir par exemple le gel minceur à l'eucalyptus citronné dans *Naturo beauté*[1].

Angine (ou Mal de gorge)

Cette inflammation de la gorge et du pharynx s'accompagne ou non de fièvre. Elle est la plupart du temps d'origine virale, parfois microbienne. Elle répond bien aux soins naturels qui vont agir sur le mal de gorge mais aussi pour prévenir une atteinte des bronches. Toutefois, si une nette amélioration ne survient pas dans les 24 heures, une consultation médicale s'impose.

■ Voie externe

PHYTOTHÉRAPIE

• Gargarismes avec une infusion à parts égales de cassis (feuilles), ronce (feuilles) et sauge (feuilles), 3 fois par jour jusqu'à disparition des douleurs.
ou
• Gargarismes avec 15 gouttes de teinture de propolis dans un peu d'eau tiède, 3 fois par jour jusqu'à disparition des douleurs. (L'utilisation d'un spray à la propolis peut remplacer le gargarisme).

et

1. Du même auteur, Albin Michel, 2012.

AROMATHÉRAPIE

Application d'huiles essentielles de :

thym à thujanol *(Thymus vulgaris CT thujanol)*
ou
mandravasarotra *(Cinnamosma fragrans)*
ou
ravintsara *(Cinnamomum camphora CT cinéole)*.

• Verser 2 gouttes pures dans le creux de la main et les appliquer directement sur la gorge et le long des ganglions, 2 fois par jour jusqu'à disparition des symptômes.

+

MAGNÉTOTHÉRAPIE

Penser à l'application locale d'aimants (voir p. 25), de type *magnets* (Auris). Leur effet antalgique est rapide.

■ Voie interne

PHYTOTHÉRAPIE

Infusion

Composer ou faire composer en herboristerie le mélange de plantes suivant :

Cassis (feuilles)	10 g
Aigremoine (sommités fleuries)	40 g
Bouillon blanc (fleurs)	10 g
Mauve (fleurs)	10 g
Pin (bourgeons)	10 g
Thym (sommités fleuries)	20 g

• Mettre 1 cuil. à dessert de plantes par tasse à thé d'eau (environ 200 ml).

- Laisser infuser 7 à 10 minutes.
- Filtrer soigneusement à cause des petits poils du bouillon blanc.
- Boire 2 à 3 tasses par jour pendant 10 jours environ.

Le cassis est anti-inflammatoire et aide à éliminer les toxines liées à la maladie. L'aigremoine est elle aussi anti-inflammatoire, tout comme le bouillon blanc qui est également antitussif. La mauve est antitussive et adoucissante. Le thym est antibactérien, tout comme le pin qui est aussi immunostimulant.

+

AROMATHÉRAPIE

Pour renforcer l'action antivirale ou antimicrobienne, prendre également Phytaroma Capsules G.A.E., ou Pranarôm Capsules Origan ou Immunessence ou Biofloral Complexe Défenses naturelles, selon la posologie indiquée sur les emballages.

Angoisse, Anxiété

Souffrance morale redoutable, l'angoisse se manifeste souvent sous la forme d'une boule dans le ventre ou la gorge. On a l'impression que quelque chose de terrifiant va se produire, sans en connaître l'origine. De plus, on est impuissant à la calmer. Elle s'installe souvent sur un terrain anxieux, inquiet facilement. Les plantes agissant sur le système nerveux sont précieuses. Elles vont favoriser la détente et évacuer le stress.

PHYTOTHÉRAPIE

Infusion

Préparer ou faire préparer en herboristerie le mélange de plantes finement ciselées suivant :

Mélisse (feuilles)	10 g
Monarde (fleurs et feuilles)	10 g
Tilleul (fleurs)	35 g
Serpolet (sommités fleuries)	45 g

- Mettre 1 cuil. à dessert de plantes par tasse à thé d'eau (200 ml environ).
- Laisser infuser 5 minutes. Filtrer.
- Boire 1 tasse le matin, 1 tasse en fin de journée et 1 tasse avant de se coucher, pendant 21 jours.
- À renouveler selon besoin.

La mélisse et la monarde sont apaisantes et digestives. Le tilleul est lui aussi apaisant, tout comme le serpolet qui, en plus, agit sur la fatigue nerveuse.

GEMMOTHÉRAPIE

En lieu et place de l'infusion précitée, vous pouvez opter pour des macérats-mères glycérinés de figuier (calmant, anti-angoisse), aubépine (sédatif, anxiolytique) et tilleul (sédatif, anti-névroses) à raison de 5 à 15 gouttes au total par jour.

+

FLEURS DE BACH ET ÉLIXIRS FLORAUX

Plusieurs élixirs floraux se révèlent précieux chez les personnes angoissées ou anxieuses. Vous choisirez ceux qui correspondent le mieux à la situation et vous en prendrez 2 gouttes de chaque dans un peu d'eau, 2 à 3 fois par jour, sur du long terme (au moins 21 jours).

Aspen (Tremble)
Remède des peurs indéfinissables et d'origine inconnue. La personne a peur de rester seule ; son sommeil est agité ; elle semble appréhender quelque chose ; elle « sent mal » des lieux, personnes, situations.

Cherry Plum (Prunier myrobolan)
Convient aux personnes qui manifestent leurs peurs sous forme d'agressivité, de colère ou qui ont une attitude destructrice.

Mimulus (Mimule)
Remède des peurs identifiées : peur du bruit, peur des inconnus, peur de l'eau, etc.

Red Chestnut (Marronnier rouge)
Convient aux personnes trop protectrices et trop inquiètes pour leur entourage. De type « mère-poule ».

Rock Rose (Hélianthème)
Remède utilisé en cas de panique extrême, de terreur, suite à un accident, à une mauvaise nouvelle, etc.

Rescue (Remède de secours)
Remède à utiliser en situation immédiate : lors d'une peur soudaine, d'une nervosité inhabituelle, d'une crise d'angoisse, etc. À raison de 4 gouttes dans un peu d'eau.

+

COMPLÉMENTS

Lorsqu'une personne est anxieuse ou angoissée, les soins naturels vont également viser à recharger et renforcer son organisme afin qu'elle retrouve une attitude plus harmonieuse. Prendre en cure de 2 mois environ (et suivre la posologie indiquée sur l'emballage) :

• Silice organique et naturelle buvable, si possible à base d'ortie.

• Vitamine C naturelle (acérola, par exemple), ou gelée royale ou sérum de *Quinton*[1].

+

AROMATHÉRAPIE

En massage bien-être

Le contact est très important pour une personne anxieuse ou angoissée. Un léger massage de sa colonne vertébrale, de son plexus solaire ou de la plante de ses pieds ne peut que lui faire du bien, la rassurant et la détendant. Pour cela, composer ou faire composer le gel aromatique suivant.

Dans un petit récipient propre, mélanger :

Gel d'aloe vera	1 noisette
HE de mandarine *(Citrus reticulata)*	1 goutte
HE de marjolaine *(Origanum majorana)*	1 goutte
HE de lavande vraie *(Lavandula angustifolia)*	1 goutte

• Tremper l'extrémité des pouces dans ce mélange et tout doucement masser/effleurer la colonne vertébrale de la personne en partant des lombaires sacrées et en remontant lentement jusqu'à la base du crâne.

• Les doigts remontent ainsi de chaque côté de sa colonne avec douceur.

• Répéter 3 ou 4 fois l'opération.

Ce massage peut être effectué quotidiennement pendant

1. Le sérum de Quinton ne convient pas aux personnes souffrant d'hypertension artérielle.

quelques jours puis deux fois par semaine, une fois par semaine, etc.

Vous pouvez procéder de même avec une huile aromatique composée de :

HV (de jojoba, macadamia ou sésame, par exemple)..................30 ml
HE de lavande vraie *(Lavandula angustifolia)*..........................4 gouttes
HE de mandarine *(Citrus reticulata)*.......................................4 gouttes
HE de marjolaine *(Origanum majorana)*.................................4 gouttes

En diffusion atmosphérique

Les huiles essentielles en diffusion peuvent également aider la personne anxieuse ou angoissée. Elles la détendront et l'équilibreront sur le plan psychique. On pourra choisir la marjolaine, la lavande vraie et la mandarine, déjà utilisées dans le gel aromatique. La durée de diffusion sera courte (5 à 10 minutes environ) et l'opération répétée matin et soir.

+

MAGNÉTOTHÉRAPIE

L'application d'aimants est également très intéressante en externe afin de détendre et rééquilibrer sur le plan nerveux (voir p. 25).

• Placer sous les deux pieds des aimants, de type *magnets* (Auris) pendant 10 minutes, puis placer ces aimants 10 minutes sous les deux mains, 1 fois par jour, pendant 5 jours au moins.

Anxiété (voir Angoisse)

Aphonie

La voix ne « sort » plus ou avec difficulté, suite à un refroidissement ou parce que notre métier nous oblige à trop utiliser les muscles de notre larynx et nos cordes vocales (chanteurs, enseignants, conférenciers, etc.).
Voici une recette délicieuse, grand classique de l'herboristerie, qui devrait vous aider à retrouver une voix harmonieuse.

Miel rosat

Rose rouge de Provins (pétales entiers ou en poudre)................. 50 g
Eau de vie .... 250 g
Miel.. 300 g

• Laisser macérer au moins 24 heures les pétales de rose dans l'eau de vie.
• Filtrer.
• Ajouter le miel.
• Mettre en flacon, boucher et étiqueter.
• Dans 1/2 verre d'eau tiède, ajouter 1 cuil. à café du miel rosat obtenu et 1 cuil. à café de vinaigre de cidre.
• Procéder au gargarisme, 2 fois par jour.

ou

• Prendre 1cuil. à café de miel rosat et laisser fondre en bouche.

Aphtes

Ces petites ulcérations superficielles localisées dans la cavité buccale sont douloureuses. Il convient tout d'abord d'identifier les aliments qui en sont la cause afin de les éviter autant que faire se peut (noix, gruyère, avocat…). Les soins quant à eux vont calmer la douleur et favoriser la cicatrisation.

PHYTOTHÉRAPIE

On pourra essayer les bains de bouche à la teinture de propolis ou à la teinture-mère de plantain, à raison de 15 gouttes dans un peu d'eau chaude.
Les bains de bouche à l'Ortie-Silice buvable (Biofloral) sont également intéressants.

• À répéter 2 à 3 fois par jour, jusqu'à guérison.

+

AROMATHÉRAPIE

On peut aussi appliquer localement 1 goutte d'huile essentielle de laurier noble *(Laurus nobilis)*, 2 à 3 fois par jour jusqu'à guérison.

ET AUSSI…

Le plantain, que nous avons mentionné plus haut, se décline en trois espèces en France : le plantain lancéolé *(Plantago lanceolata)*, le plantain moyen *(Plantago media)* et le grand plantain *(Plantago major)*. Les trois ont les mêmes propriétés thérapeutiques.

Arthrose, rhumatismes, ostéoporose

Dans ces trois affections ostéo-articulaires dégénératives, l'usure du cartilage provoque des douleurs, entraînant elles-mêmes une limitation dans les mouvements, des spasmes musculaires et des douleurs à distance (arthrose lombaire et sciatique, par exemple). Les traitements naturels pouvant être entrepris seront à visée générale et locale.

PHYTOTHÉRAPIE

Infusion

Composer ou faire composer en herboristerie le mélange de plantes suivant en quantités égales :

Cassis (feuilles)
Reine-des-prés (sommités fleuries)
Bouleau (feuilles)
Frêne (feuilles)
Prêle (tiges)

- Mettre 1 cuil. à dessert de plantes par tasse à thé d'eau (200 ml environ).
- Laisser infuser 5 à 7 minutes. Filtrer.
- Boire 2 à 3 tasses par jour, pendant 21 jours.

Le cassis est anti-inflammatoire et circulatoire, la reine-des-prés anti-inflammatoire et diurétique, le bouleau diurétique et dépuratif. Le frêne est diurétique et anti-rhumatismal. Tandis que la prêle est diurétique et reminéralisante.

+

GEMMOTHÉRAPIE

Le macérat-mère de bourgeons de cassis est un *must* dans le traitement de ces pathologies. Il se révèle un remarquable anti-inflammatoire. Prendre 5 à 10 gouttes par jour réparties en deux prises.

AROMATHÉRAPIE

• Masser l'articulation douloureuse avec l'huile de soin suivante, à composer ou faire composer en herboristerie :

Huile de macération d'arnica	30 ml
HE d'eucalyptus citronné *(Eucalyptus citriodora)*	20 gouttes
HE de citron *(Citrus limon)*	10 gouttes
HE de laurier noble *(Laurus nobilis)*	10 gouttes
HE de menthe poivrée *(Mentha piperata)*	5 gouttes
HE d'hélicryse italienne *(Helichrysum italicum)*	5 gouttes

et/ou

• Masser l'articulation douloureuse avec une huile de macération de millepertuis, antalgique et anti-inflammatoire, enrichie d'élixir floral de pissenlit qui aide à relâcher les tensions musculaires et émotionnelles, et à apaiser les douleurs. Pour 30 ml d'huile au millepertuis, compter 4 gouttes d'élixir floral.

et/ou

• Masser les zones douloureuses avec du gel de silice 2 à 3 fois par jour.

COMPLÉMENTS

On pensera à compléter son alimentation à l'aide de silice organique naturelle. La silice est l'un des constituants du

tissu conjonctif, le tissu corporel le plus abondant dans le corps dont la fonction est d'assurer jonction et soutien. Au niveau locomoteur, elle offre aux os et cartilages une meilleure rigidité, permettant leur régénération en aidant à la fixation du calcium. Elle apporte souplesse et mobilité aux muscles et tendons. Notre capital silice s'amoindris sant au fil des années, l'intérêt d'un apport extérieur est donc évident.
On prendra en cure de 21 jours, renouvelable selon besoin, de la silice organique naturelle buvable à base d'ortie si possible.

ET AUSSI...

Pour ces trois affections, le premier remède est la marche quotidienne. En effet, marcher permet la circulation du liquide synovial, liquide qui nourrit le cartilage et réduit donc son altération.

Baby blues

Après neuf mois d'attente impatiente, Bébé est enfin arrivé. Émerveillement ! Sauf que Maman est vraiment fatiguée et un peu déprimée. Elle souffre de ce que l'on appelle le *Baby blues*, lié à la fatigue de la grossesse et de l'accouchement. De plus, l'arrivée de Bébé provoque de nombreux changements dans la vie quotidienne, aussi un temps d'adaptation est-il normal. Fort heureusement, les soins naturels vont permettre une amélioration rapide de la situation. Ceux qui figurent dans cette rubrique *Baby blues* sont tous adaptés aux mamans qui allaitent.

PHYTOTHÉRAPIE

Infusion

Composer ou faitre composer en herboristerie le mélange de plantes finement ciselées suivant :

Mélisse (feuilles)	10 g
Tilleul (fleurs)	30 g
Serpolet (sommités fleuries)	40 g
Monarde (fleurs et feuilles)	10 g
Passiflore (fleurs)	30 g

• Mettre 1 cuil. à dessert de plantes par tasse à thé d'eau (200 ml environ).
• Laisser infuser 5 minutes. Filtrer.
• Boire 2 à 3 tasses par jour dont 1 en fin d'après-midi et 1 en fin de soirée, pendant 21 jours.
• À renouveler selon besoin.

Ces plantes vont apporter détente et relaxation en agissant tant sur le système nerveux que digestif.

+

AROMATHÉRAPIE

Extraites d'agrumes gorgés de soleil et de lavande réconfortante, les huiles essentielles vont apporter détente et joie de vivre.

En massage bien-être sur le plexus solaire et/ou le long de la colonne vertébrale et/ou sur la plante des pieds, avec l'huile de soin suivante en petites quantités :

HV d'amande douce	15 ml
HV de jojoba	15 ml
HE de camomille romaine *(Anthemis nobilis)*	5 gouttes
HE de de lavande vraie *(Lavandula angustifolia)*	5 gouttes
HE de mandarine *(Citrus reticulata)*	10 gouttes

En diffusion atmosphérique

Mélanger à parts égales des huiles essentielles de bergamote *(Citrus bergamia)*, de lavande vraie *(Lavandula angustifolia)*, d'orange douce *(Citrus sinensis)*. À diffuser 2 à 3 fois 10 minutes dans la journée.

+

FLEURS DE BACH ET ÉLIXIRS FLORAUX

Mimulus (Mimule) est le remède des craintes précises et dans ce cas, la crainte de ne pas être à la hauteur pour s'occuper du bébé, etc.

Walnut (Noyer) rassurera celles qui ont peur des transformations de leur existence.

Red Chestnut (Marronnier rouge) réconfortera les mamans qui se font trop de souci pour leur bébé.

Mustard (Moutarde) est la Fleur que l'on donne aux personnes déprimées sans raison précise, ce qui définit assez bien le *baby blues*. Vous l'accompagnerez de **Olive** (Olivier) qui apportera forces physique et psychique à celles que la grossesse et l'accouchement auront épuisées.

• À raison de 2 gouttes de chaque élixir choisi dans un peu d'eau, 2 à 3 fois par jour pendant 21 jours. À renouveler selon besoin.

Enfin, **Rescue** (Remède de secours) est utile chaque fois qu'il y a crainte ou sentiment de panique : 4 gouttes dans un peu d'eau.

+

COMPLÉMENTS

Le *baby blues* s'accompagnant d'une grande fatigue suite à la grossesse et à l'accouchement, pensez aux cures de gelée royale qui revitaliseront votre organisme, à celles de spiruline qui renforceront vos cheveux et vos ongles, ainsi qu'à celles de capsules d'huiles végétales de bourrache, d'onagre et d'argousier, qui participeront à la nutrition et à la souplesse de votre peau et de vos cheveux. Quant aux anthocyanes, que l'on trouve par exemple dans les myrtilles, ils agissent sur la microcirculation et favoriseront ainsi l'apport des autres nutriments tant au niveau de la peau que des cheveux.

Ballonnements (voir Aérophagie)

Bleus

Suite à un coup, la zone touchée rougit puis bleuit avant de virer au violet. Les soins naturels vont limiter l'étendue de l'hématome et atténuer la douleur.

PHYTOTHÉRAPIE

On peut appliquer sur la zone atteinte des compresses d'alcoolature (ou teinture-mère) d'arnica, à raison d'1 cuil. à soupe d'alcoolature pour 3 cuil. à soupe d'eau tiède. Laisser en place au moins 15 minutes. Attention, ne pas utiliser sur une peau écorchée, lésée.

AROMATHÉRAPIE

On peut aussi masser la zone douloureuse avec un peu d'huile de macération d'arnica ou d'huile végétale de noisette dans lesquelles on a ajouté 2 ou 3 gouttes d'HE d'hélicryse italienne *(Helichrysum italicum)*.
• Appliquer 3 fois par jour jusqu'à nette amélioration.

+

FLEURS DE BACH ET ÉLIXIRS FLORAUX

La Crème **Rescue** appliquée en fine couche sur les hématomes soulage rapidement.

+

COMPLÉMENTS

L'incontournable **Arnica 9 CH** en homéopathie.
• 3 granules toutes les heures, 3 fois de suite. Puis 2 fois par jour jusqu'à guérison.

ET AUSSI...

Goethe disait de l'arnica, que nous venons de citer, qu'elle était un condensé d'énergie. « Voyez donc cette fleur, comme elle s'ouvre, comme elle se déploie dans la lumière, dans l'incandescence solaire... Voici la plante de la guérison rapide, de la décision énergique. S'il t'a été fait violence de l'extérieur, l'arnica est prête à te secourir. »

Bosses (voir Bleus)

Bourdonnements dans les oreilles (voir Acouphènes)

Bouton de fièvre (ou Herpès labial)

Maladie virale contagieuse, l'herpès labial ou bouton de fièvre est souvent induit par la fatigue, une contrariété, le soleil, les règles. Avant son apparition, la zone picote, démange, brûle. C'est à ce moment-là qu'il convient d'intervenir avec les soins naturels, soit avant que s'installent des vésicules suintantes puis des croûtes.

AROMATHÉRAPIE

Le mélange suivant d'huiles essentielles a fait ses preuves depuis longtemps :

HE d'arbre à thé *(Melaleuca alternifolia)*..5 ml
HE de niaouli *(Melaleuca quinquenervia)*..3 ml
HE de thym *(Thymus vulgaris CT thujanol ou linalol)*......................2 ml

• À diluer à 50 % dans de l'huile végétale de sésame ou d'amande douce, par exemple.
• À appliquer localement 3 à 4 fois par jour jusqu'à disparation des symptômes.

En lieu et place du mélange d'huiles essentielles, on peut opter pour de la crème à la propolis à 10 %. À appliquer localement 3 à 4 fois par jour jusqu'à disparation des symptômes.

+

FLEURS DE BACH ET ÉLIXIRS FLORAUX

Si l'herpès survient suite à un choc émotif, on prendra 2 gouttes de **Star of Bethlehem** (Ornithogale en ombelle) diluées dans un peu d'eau, 3 ou 4 fois par jour, pendant 8 à 21 jours

ou

4 gouttes de **Rescue** (Remède de secours), diluées dans un peu d'eau, puis 2 autres prises à quelques heures d'intervalle.

Bronchite

Cette affection des bronches peut être aiguë ou chronique. Elle est caractérisée par l'association de toux et de crachats. Elle est souvent consécutive à une affection rhinopharyngée mais peut aussi survenir d'emblée. Les soins naturels ont pour objectifs d'éviter la surinfection, de contrôler les sécrétions bronchiques et de soutenir l'état général de l'organisme.

PHYTOTHÉRAPIE

Infusion

Préparer ou faire préparer en herboristerie le mélange de plantes suivant :

Bouillon blanc (fleurs)	20 g
Coquelicot (pétales)	20 g
Mauve (fleurs)	10 g
Pied-de-chat (fleurs)	20 g
Réglisse (bâton)	1 petit éclat
Reine-des-prés (sommités fleuries)	10 g
Hysope (sommités fleuries)	20 g

• Mettre 1 cuil. à dessert de plantes pour une tasse à thé d'eau (200 ml environ).
• Laisser infuser 5 à 7 minutes.
• Filtrer précautionneusement à cause des petits poils du bouillon blanc.
• Boire 3 à 4 tasses par jour, pendant 15 jours.

Le coquelicot, le pied-de-chat et la réglisse sont adoucissants et antitussifs, tout comme le bouillon blanc et la mauve qui sont également expectorants. L'hysope est antitussive et expectorante. La reine-des-prés est anti-inflammatoire et fébrifuge.

À la place de l'infusion, on peut proposer du sirop de type Bronchilan (Bional). Suivre la posologie indiquée sur l'emballage.

GEMMOTHÉRAPIE

En lieu et place de l'infusion, vous pouvez opter pour l'association des macérats-mères de cassis, de rosier sauvage et d'aulne. Prendre 5 gouttes du mélange, 2 fois par jour pendant une dizaine de jours. Le cassis est anti-inflammatoire, le rosier est spécifique de la sphère ORL et l'aulne a des vertus anti-inflammatoires et antiseptiques.

+

AROMATHÉRAPIE

Par voie interne

Pour renforcer l'action anti-infectieuse, prendre également Phytaroma Capsules G.A.E., ou Pranarôm Capsules Origan ou Immunessence ou Biofloral Complexe Respiration, selon la posologie indiquée sur les emballages.

En application locale
Sur les bronches, 2 à 3 fois par jour, on pourra appliquer du Baume respiratoire (Biofloral).

+

COMPLÉMENTS

À la fin du traitement de la bronchite, pour éviter une rechute et stimuler votre immunité, vous pourrez prendre : Teinture de propolis (à diluer dans un peu d'eau) par voie interne, pendant 15 à 21 jours. Suivre la posologie indiquée sur l'emballage.
et/ou
Grand Élixir Biofloral Protection, Défenses naturelles, Résistance. Suivre la posologie indiquée sur l'emballage.

ET AUSSI…

Par méconnaissance, on fait souvent un mauvais procès au coquelicot que nous venons de mentionner. Les pétales de cette belle fleur sont d'une grande douceur et conviennent même aux infusions ou sirops pour les tout-petits. C'est son latex qui contient des alcaloïdes toxiques.

Brûlures cutanées

Si la brûlure n'affecte qu'une petite zone et n'endommage que l'épiderme, on peut la soigner chez soi en toute sécurité. On commence par la passer sous l'eau froide pendant au moins 5 minutes. On sèche délicatement avant de procéder aux soins à proprement parler.

PHYTOTHÉRAPIE

L'application de macération huileuse de millepertuis est valable pour toutes les brûlures dont celles provoquées par le soleil. Environ 3 fois par jour jusqu'à guérison.

+

AROMATHÉRAPIE

L'huile essentielle de lavande vraie *(Lavandula angustifolia)* est un grand classique dans les soins des brûlures. On peut l'appliquer pure, à raison de quelques gouttes, 3 à 4 fois par jour jusqu'à guérison. On peut préférer la diluer dans de l'huile végétale, de la macération huileuse de millepertuis ou du gel de silice.

+

FLEURS DE BACH ET ÉLIXIRS FLORAUX

La Crème **Rescue** appliquée en fine couche se révèle elle aussi très efficace en cas de brûlures.
Appliquer 3 à 4 fois par jour jusqu'à guérison.

ET AUSSI...

L'huile essentielle de lavande vraie, que nous venons de mentionner, a en quelque sorte lancé l'aromathérapie en France. En effet, le scientifique René-Maurice Gattefossé, fasciné par l'effet remarquable de cette huile essentielle alors qu'il s'était sérieusement brûlé, a dès lors consacré sa vie professionnelle à l'étude des huiles essentielles, donnant ainsi naissance à l'aromathérapie scientifique.

Brûlures d'estomac

Elles sont la plupart du temps causées par le reflux gastro-œsophagien, c'est-à-dire que le contenu acide de l'estomac remonte dans l'œsophage. Le stress en excès est pratiquement toujours associé à cette première cause. Les soins naturels vont soulager la douleur et l'inflammation tout en agissant sur le système nerveux pour le détendre.

PHYTOTHÉRAPIE

Infusion

Composer ou faire composer en herboristerie le mélange de plantes suivant :

Angélique (semences)	20 g
Matricaire (fleurs)	20 g
Achillée millefeuille (sommités fleuries)	20 g
Guimauve (racine concassée)	20 g
Menthe douce (feuilles)	5 g
Souci des jardins (fleurs)	10 g
Réglisse (bâton concassé)	5 g

- Mettre 1 cuil. à dessert de plantes par tasse à thé d'eau (200 ml environ).
- Faire bouillir pendant 2 minutes puis laisser infuser 5 minutes. Filtrer.
- Boire 2 à 3 tasses par jour pendant 21 jours.
- À renouveler selon besoin après un arrêt de 21 jours.

L'angélique est apaisante, comme la matricaire, et digestive, comme la menthe douce. La guimauve, le souci des jardins et la réglisse sont adoucissants. L'achillée millefeuille est cicatrisante.

+

GEMMOTHÉRAPIE

Le macérat-mère de bourgeons de figuier a une action apaisante notamment sur les inflammations des muqueuses digestives. Il va donc favoriser la cicatrisation de la muqueuse gastrique tout en agissant sur le système nerveux. Prendre 5 à 10 gouttes le soir au coucher dans un peu d'eau.

+

FLEURS DE BACH ET ÉLIXIRS FLORAUX

En cas crise, on pourra essayer **Rescue** (le Remède de Secours) à raison de 4 gouttes dans un peu d'eau.

+

COMPLÉMENTS

Le lithothamne, une algue qui exerce un pouvoir tampon antiacide, est particulièrement efficace. À prendre en dehors des repas sous forme de gélules ou de comprimés. Suivre la posologie indiquée sur l'emballage.

ET AUSSI...

Pensez à pratiquer des activités permettant de mieux gérer le stress (taï chi, yoga, etc.) et à adopter un rythme de vie équilibrant phase d'activité et de repos, de travail et de créativité, de vie citadine et de ressourcement dans la nature, etc.

Canal carpien, syndrome du

Le syndrome du canal carpien se caractérise par une compression du nerf médian. Celui-ci ne peut donc plus assumer normalement ses fonctions et l'intervention chirurgicale est quasiment incontournable. Les soins naturels pourront aider à soulager les douleurs.

■ Voie interne

La solution buvable Ortie-Silice (Biofloral) va agir sur la douleur tout en assouplissant les tendons situés à proximité du nerf médian. En cure de trois semaines, à renouveler. Voir la posologie sur l'emballage.
On lui associera la Fleur de Bach **Impatience** (Balsamine) qui soulage toute douleur en lien avec les nerfs. Prendre 2 gouttes dans un peu d'eau, 2 à 3 fois par jour pendant 21 jours au moins.

■ Voie externe

On associera la prise de silice par voie interne à l'application d'un gel de silice neutre dans lequel on ajoutera à chaque massage 1 ou 2 gouttes d'HE d'eucalyptus citronné *(Eucalyptus citriodora)* pour renforcer le côté anti-inflammatoire. Appliquer 2 fois par jour, sur du long terme.

ET AUSSI...

La silice naturelle et organique est présente partout dans notre corps. Élément constitutif majeur de tous les tissus de soutien, elle possède de remarquables propriétés antioxydantes, régénérantes et reminéralisantes. Son apport est quasi indispensable lors de troubles du système ostéo-articulaire. De plus, vu que notre capital Silice s'amenuise au fil du temps, des cures régulières sont intéressantes lorsque nous vieillissons. On privilégiera une silice naturelle et organique aisément assimilable par l'organisme, comme celle issue de l'ortie.

Cancer (soins complémentaires)

Trois soins naturels sont très utiles pour accompagner le traitement allopathique de cette maladie.

FLEURS DE BACH ET ÉLIXIRS FLORAUX

Rescue (Remède de secours), pour soutenir la personne lors de l'annonce du diagnostic, et chaque fois que cela est nécessaire au cours de la maladie et soutenir l'organisme.

+

PHYTOTHÉRAPIE

Des plantes soutenant le foie dans son action naturelle d'élimination des substances chimiques. On retient notamment l'association de trois EPS (extraits fluides glycérinés) : *desmodium*, *chardon-marie* et *romarin*. Cette forme galénique est privilégiée pour éviter l'apport d'alcool et parce qu'elle a une teneur élevée en principes actifs. À faire préparer en herboristerie. Suivre la posologie indiquée sur l'emballage.

+

AROMATHÉRAPIE

Des soins locaux permettant de limiter les brûlures provoquées par les rayons. Exemple :

Huile de macération de millepertuis	30 ml
HE d'arbre à thé *(Melaleuca alternifolia)*	15 gouttes
HE de niaouli *(Melaleuca quinquenervia)*	15 gouttes

• Le jour de l'exposition, appliquer en massage léger sur la zone qui a été touchée par les rayons dans l'heure qui suit la séance et poursuivre jusqu'à 3 fois dans cette même journée.

Cauchemars

Nous avons tous été réveillés en pleine nuit par un cauchemar. Les soins interviendront si ces cauchemars se répètent au point de gâcher nos nuits ou de nous faire appréhender de nous coucher.

FLEURS DE BACH ET ÉLIXIRS FLORAUX

Aspen (Tremble) si les cauchemars laissent l'impression d'une peur diffuse.
Rock Rose (Hélianthème) s'ils nous terrorisent.
Mimulus (Mimule) s'ils nous font appréhender de nous coucher.
White Chestnut (Marronnier blanc) s'ils sont liés à des pensées récurrentes.
• 2 gouttes de chaque remède choisi dans un peu d'eau, 2 à 3 fois par jour, pendant 21 jours.

Rescue (Remède de secours) pour apaiser après chaque réveil nocturne.
• 4 gouttes pures ou diluées dans un peu d'eau.

+

PHYTOTHÉRAPIE

Infusion

Préparer ou faire préparer en herboristerie le mélange de plantes finement ciselées suivant :

Mélisse (feuilles)	10 g
Tilleul (fleurs)	30 g
Serpolet (sommités fleuries)	45 g
Monarde (fleurs et feuilles)	15 g

- Mettre 1 cuil. à dessert de plantes par tasse à thé d'eau (200 ml environ).
- Laisser infuser 5 minutes. Filtrer.
- Boire 1 tasse en soirée ou au coucher pendant 21 jours.
- À renouveler selon besoin.

Ces plantes apportent détente, réconfort et sommeil réparateur.

+

AROMATHÉRAPIE

Mélange d'huiles essentielles

HE d'orange douce *(Citrus sinensis)*
HE de lavande vraie *(Lavandula angustifolia)*
HE d'encens *(Boswellia carterii)*
en quantités égales

- Avant le coucher, aérer la chambre pendant 10 minutes et, en même temps, diffuser ce mélange. Quelques gouttes dans le diffuseur.

ET AUSSI...

Depuis la nuit des temps, l'encens accompagne les rituels

humains. L'huile essentielle d'encens apporte son action protectrice et élève notre esprit. Elle accompagne la méditation, le travail sur soi, etc.

Céphalées (ou Mal de tête)

Si le diagnostic médical ne révèle aucune pathologie, ces maux de tête sont sans doute liés au stress et/ou d'origine hépatique. Les soins naturels vont se révéler précieux.

PHYTOTHÉRAPIE

Essayer en EPS (extraits fluides glycérinés) le mélange de grande camomille *(Tanacetum parthenium)* et de ginkgo biloba. Suivre la posologie <u>minimale</u> indiquée sur l'emballage, en cure d'une semaine, à renouveler selon besoin. On choisira, dans ce cas précis, les EPS pour l'absence d'alcool et une teneur plus élevée en principes actifs.
La grande camomille est réputée pour son effet antimigraineux et le ginkgo biloba active la microcirculation cérébrale.

Pour traiter le volet hépatique, ajoutez la prise d'infusion de romarin (plante entière). Mettre 1 cuil. à dessert de plantes par tasse à thé d'eau (200 ml environ). Laisser infuser 5 minutes. Boire 2 tasses par jour pendant 10 jours.
ou
On peut remplacer l'infusion par du macérat-mère de romarin : 5 gouttes une fois par jour, pendant 10 jours. Cure à renouveler selon besoin.

+

FLEURS DE BACH ET ÉLIXIRS FLORAUX

La prise de **Rescue** (Remède de secours) lors des crises va soulager la douleur et détendre, à raison de 4 gouttes dans un peu d'eau.

+

AROMATHÉRAPIE

Mélange d'huiles essentielles

HE de camomille romaine *(Anthemis nobilis)*............................1 goutte
HE de menthe poivrée *(Mentha piperita)*..................................1 goutte

• En massage léger sur les deux tempes, en évitant précautionneusement les yeux et leur contour, 2 fois par jour.

Choc émotionnel (soins complémentaires)

Afin de ne pas laisser s'imprimer les chocs émotionnels en nous et éviter ainsi leur impact négatif, **Rescue** (Remède de secours) est particulièrement précieux.
• 4 gouttes pures ou dans un peu d'eau, dès que possible après l'événement traumatisant, puis 2 autres prises à quelques heures d'intervalle selon besoin.

Cholestérol

Si votre taux de cholestérol est très légèrement supérieur à la normale, un régime alimentaire adapté (voir la section *Renforcer sa santé* p. 27) et les soins naturels proposés ci-dessous devraient permettre de rétablir l'équilibre. En revanche, si votre taux de cholestérol est très élevé, ledit régime adapté et les soins naturels viendront en accompagnement du traitement médical.

PHYTOTHÉRAPIE

Infusion

Préparer ou faire préparer en herboristerie le mélange de plantes suivant :

Artichaut (feuilles)	20 g
Aspérule odorante (sommités fleuries)	10 g
Chrysantellum americanum (parties aériennes)	30 g
Fumeterre (parties aériennes)	10 g
Menthe poivrée (feuilles)	10 g
Pissenlit (feuilles)	20 g

- Mettre 1 cuil. à dessert de plantes par tasse à thé d'eau (200 ml environ).
- Laisser infuser 5 à 7 minutes. Filtrer.
- Boire 2 tasses par jour, 1 au lever et 1 avant le dîner.

Ces plantes activent le travail du foie et de la vésicule biliaire, permettant une meilleure combustion des graisses et du cholestérol.

+

COMPLÉMENTS

En plus de l'infusion, on pensera à la levure de riz rouge. Suivre la posologie minimale indiquée sur l'emballage.

Colite

Le colon est enflammé suite à une mauvaise élimination des déchets. Les douleurs se déclenchent de manière aléatoire. Une fois encore, le stress n'est sans doute pas étranger à la situation. Les soins naturels vont chercher à apaiser l'état inflammatoire et les spasmes afférents tout en rééquilibrant la flore intestinale. De plus, certaines plantes vont aider à se détendre.

PHYTOTHÉRAPIE

Infusion

Préparer ou faire préparer en herboristerie le mélange de plantes digestives, adoucissantes et antispasmodiques suivant :

Anis (fruits)	10 g
Matricaire (fleurs)	20 g
Mauve (fleurs)	20 g
Mélisse (feuilles)	20 g
Serpolet (sommités fleuries)	20 g
Marjolaine (sommités fleuries)	20 g
Oranger (feuilles)	20 g

- Mettre 1 cuil. à dessert de plantes par tasse à thé d'eau (200 ml environ).
- Laisser infuser 5 à 7 minutes. Filtrer.
- Boire 3 tasses par jour après les repas, pendant 21 jours.
- À renouveler selon besoin.

+

AROMATHÉRAPIE

Mélange d'huiles essentielles

Macération de millepertuis .... 30 ml
HE d'estragon *(Artemisia dracunculus)* .... 10 gouttes
HE de fenouil doux *(Foeniculum vulgare var. dulce)* .... 10 gouttes
HE de camomille romaine *(Anthemis nobilis)* .... 10 gouttes

• En cas de douleur, appliquer en légers massages sur le ventre.

La macération de millepertuis est anti-inflammatoire et antalgique. L'estragon et le fenouil sont favorables au système digestif. La camomille est antispasmodique, anti-inflammatoire et antalgique.

+

COMPLÉMENTS

Penser aux pré- et probiotiques pour rééquilibrer la flore intestinale, en cure de 8 jours. Suivre la posologie indiquée sur l'emballage.

Concentration (troubles de la)

Que l'on soit fatigué ou que l'on vieillisse, il arrive parfois que l'on ait de plus en plus de mal à se concentrer. Les soins naturels vont nous aider en nous stimulant de manière globale.

PHYTOTHÉRAPIE

Infusion

Préparer ou faire préparer en herboristerie le mélange de plantes suivant. Les plantes sont en quantités égales :

Sarriette (sommités fleuries)
Noisetier (feuilles)
Mélisse (feuilles)
Cynorrhodon (fruits concassés)
Romarin (sommités fleuries)

• Mettre 1 cuil. à dessert de plantes par tasse à thé d'eau (200 ml environ).
• Laisser infuser 7 à 10 minutes. Filtrer.
• Boire 2 tasses à thé par jour, 1 le matin, 1 à midi, pendant 21 jours.

La sarriette, le romarin et le cynorrhodon sont des stimulants. Le noisetier agit sur la circulation. La mélisse, quant à elle, est ajoutée à ce mélange pour son action équilibrante. En effet, les troubles de la concentration peuvent aussi avoir pour origine le stress.

ou

Grand Élixir Biofloral Concentration, Mémoire, Vitalité qui renforce l'état physique, psychique et intellectuel. Suivre la posologie indiquée sur l'emballage.

+

Ginkgo biloba, en EPS (extrait fluide glycériné), qui active la microcirculation cérébrale. On choisira, dans ce cas précis, un EPS pour l'absence d'alcool et une teneur plus élevée en principes actifs.

• 1 dose le soir, en cure de 3 semaines, à renouveler selon besoin.

+

AROMATHÉRAPIE

Mélange d'huiles essentielles

HE de thym *(Thymus vulgaris CT thymol)*
HE d'épinette noire *(Picea mariana)*
HE de romarin *(Rosmarinus officinalis CT cinéole)*
HE de citron *(Citrus limonum)*
en quantités égales

• En diffusion dans la maison, pendant 5 minutes, 2 à 3 fois par jour. Ce mélange est un stimulant physique et psychique.

+

COMPLÉMENTS

Le sérum de Quinton[1], le pollen, la gelée royale sont des stimulants de l'organisme qui peuvent aussi favoriser la concentration. À prendre au choix, en cures de 21 jours, en respectant la posologie indiquée sur l'emballage.

ET AUSSI...

Le romarin, que nous venons de citer, possède d'innombrables propriétés thérapeutiques. Il a notamment d'excellents effets sur la mémoire. Antisénescent, on le retrouve dans l'*Eau de la reine de Hongrie*, célèbre élixir de longue vie. On raconte que ladite reine prenait chaque jour un petit verre de cet élixir, ce qui lui permit, à soixante-douze ans, de séduire le roi de Pologne qui l'épousa. Quant aux mauvaises langues qui chuchotent que ledit roi avait une très mauvaise vue, elles n'ont qu'à essayer la fameuse recette et juger des résultats ! La voici :

1. Le sérum de Quinton ne convient pas aux personnes souffrant d'hypertension artérielle.

Eau de la reine de Hongrie

- Dans 1 litre d'eau de vie :

  100 g de sommités fleuries de romarin
  50 g de tiges fleuries de thym
  25 g de feuilles de marjolaine
  25 g de feuilles de sauge.

- Laisser macérer 21 jours en prenant soin d'agiter de temps à autre.
- Filtrer, mettre en flacon, boucher et étiqueter.
- Prendre 1 à 3 cuil. à soupe chaque matin, une semaine par mois seulement, sur du long terme.

Conjonctivite

L'œil ou les yeux sont irrités et tout rouges, suite à l'attaque d'un virus, d'une bactérie ou d'un agent allergène. Cela démange et on a l'impression d'avoir du sable dans les yeux. Les plantes, en utilisation externe, vont soulager. Appliquez des compresses pendant 10 minutes environ, 2 fois par jour pendant une dizaine de jours, d'une des préparations suivantes :

Alcoolature ou teinture-mère de souci des jardins

- 1 cuil. à café pour 10 cuil. à soupe d'eau (eau que l'on fait bouillir puis qu'on laisse tiédir avant utilisation)

ou

Infusé de fleurs de sureau

- 1 cuil. à dessert bombée de fleurs fraîches ou sèches pour 1 tasse à thé d'eau (200 ml environ).
- Porter à ébullition, laisser infuser 10 minutes puis filtrer soigneusement.

ou

Mélange d'hydrolats de bleuet et de camomille romaine.

ET AUSSI...

Le sureau, que nous venons de citer, est un arbre aux nombreuses vertus thérapeutiques. Les Anciens en faisaient grand cas et n'auraient coupé pour rien au monde les sureaux qui ne manquaient pas de pousser auprès de leur maison car, selon eux, ils abritaient des individus du Petit Peuple.

Constipation

La constipation se caractérise par l'émission trop rare de selles. Encore faut-il s'entendre sur la notion de « trop rare » : il est normal et souhaité d'aller chaque jour à la selle.

HYGIÈNE DE VIE

Hormis quelques cas très particuliers, il est aisé de venir à bout de la constipation en adoptant une hygiène de vie adaptée :

- Passage à une alimentation plus riche en fibres et plus équilibrée.
- Absorption suffisante de liquide et notamment d'eau magnétisée (voir p. 32). Cette eau est incroyablement efficace chez les sujets constipés.
- Exercice physique régulier et notamment de la marche, 30 minutes chaque jour si possible.
- Sans oublier, bien sûr, la cure de drainage (voir p. 35) au printemps et à l'automne si besoin est.

Ces informations sont développées dans la section *Renforcer sa santé* (p. 27).

PHYTOTHÉRAPIE

Ces quelques conseils simples à mettre en œuvre devraient vous éviter la prise d'un quelconque remède. Toutefois, si tel n'était pas le cas, il est possible d'envisager l'absorption de **psyllium**, une plante aux effets laxatifs très doux. Faire tremper 1 petite cuil. de graines la veille dans un peu d'eau et absorber l'ensemble le matin à jeun en essayant de le mâcher au mieux. 1 fois par jour pendant 21 jours. À renouveler selon besoin.

Contractures musculaires (voir Courbatures)

Contusions (voir Bleus)

Coup de soleil

La macération huileuse de millepertuis est un grand classique dont l'efficacité n'est plus à prouver. On y ajoutera quelques gouttes d'huile essentielle de lavande vraie *(Lavandula angustifolia)* pour son action apaisante et régénérante sur la peau. Appliquer 3 fois par jour en massages légers sur les zones affectées.
Attention, le millepertuis calme les brûlures provoquées par le soleil, mais il est aussi photosensibilisant. Donc, ne pas s'exposer au soleil pendant les 3 à 4 heures suivant l'application de macération huileuse. Encore faut-il avoir envie de s'exposer au soleil immédiatement après qu'il nous a brûlés !

ET AUSSI...

Le millepertuis est une plante remarquable dont il est important de connaître l'utilisation précise pour bénéficier de tous ses bienfaits. Comme nous venons de le voir, il ne faut pas s'exposer au soleil pendant 3 à 4 heures après en avoir appliqué sur notre peau car il est photosensibilisant. C'est la seule restriction concernant son application externe.
Quant à la voie orale, il convient d'être prudent. En effet, il ne faut pas associer le millepertuis à un contraceptif oral, ni à un antidépresseur, ni à un médicament contre le VIH, ni à un médicament antirejet de greffe.

Couperose

La couperose est un état de rougeur permanent de certaines zones du visage dû à une insuffisance circulatoire. Les soins naturels vont améliorer la microcirculation tout en renforçant la résistance des petits vaisseaux sanguins.

PHYTOTHÉRAPIE

Infusion

Préparer ou faire préparer en herboristerie le mélange de plantes suivant en quantités égales :

Vigne rouge (feuilles)
Prêle (tige stérile)
Achillée millefeuille (sommités fleuries)
Noisetier (feuilles)
Menthe ou verveine (quelques feuilles pour améliorer le goût)

• Mettre 1 cuil. à dessert de plantes par tasse à thé d'eau (200 ml environ).
• Laisser infuser 5 à 7 minutes. Filtrer.
• Boire 2 à 3 tasses à thé par jour, pendant 21 jours.
• À renouveler selon besoin.

La vigne rouge est un tonique veineux, la prêle – riche en silice – renforce la résistance des vaisseaux sanguins, l'achillée millefeuille est vasoconstrictrice et décongestionnante, le noisetier est vasoconstricteur.

Cette infusion peut également être appliquée tiède comme lotion sur le visage.

ou

Grand Élixir Biofloral Circulation, Digestion, Bien-être. Suivre la posologie indiquée sur l'emballage.

+

AROMATHÉRAPIE

Mélange d'huiles essentielles

HV de noisette (1 cuil. à dessert) ou gel de silice neutre (1 noisette)
HE d'hélichryse italienne *(Helichrysum italicum)*......................1 goutte
HE ciste ladanifère *(Cistus ladaniferus)*....................................1 goutte

• Appliquer ce masque une fois par semaine. À laisser en place 10 minutes environ et à retirer à l'aide de l'infusion/lotion tiède mentionnée ci-dessus.

L'huile végétale de noisette et les huiles essentielles d'hélichryse et de ciste agissent favorablement sur la microcirculation. Le gel de silice renforce la tonicité des tissus cutanés.

+

COMPLÉMENTS

Le pollen contient de la rutine qui augmente la résistance des vaisseaux sanguins. On pensera à en faire des cures de 21 jours, 2 fois par an environ. Pour les personnes au système digestif hypersensible, faire tremper le pollen (1 petite cuil.) dans un peu d'eau la veille au soir et consommer le lendemain matin en mâchant soigneusement.
On pourra également faire des cures de solution buvable d'Ortie-Silice (Biofloral) selon la même durée et la même fréquence. La silice permet de conserver l'élasticité et la tonicité des vaisseaux sanguins.
Enfin le Pycnogénol, qui contient un extrait d'écorce de pin maritime des Landes, est lui aussi une valeur sûre dans le confort circulatoire. Voir posologie sur l'emballage.

Coupures (voir Plaies)

Courbatures

Qu'elles surviennent suite à des exercices sportifs ou à des mouvements répétitifs, les courbatures n'ont rien de grave mais elles font mal. Les soins naturels viseront à réduire la douleur et la gêne.

■ Voie interne

Élixir floral de pissenlit
• 2 gouttes dans un peu d'eau, 3 à 4 fois par jour jusqu'à amélioration.

ou

Arnica 9 CH

Hypericum perforatum 9 CH

• 3 granules de chaque dès les premières douleurs puis 2 fois par jour jusqu'à disparition de la gêne.

■ Voie externe

AROMATHÉRAPIE

Masser les zones douloureuses avec l'une des deux huiles de soin suivantes, 2 à 3 fois par jour jusqu'à disparation des douleurs.

Macération huileuse de millepertuis....................30 ml
Élixir floral de pissenlit....................4 gouttes

ou

Macération huileuse de millepertuis....................30 ml
HE d'eucalyptus citronné *(Eucalyptus citriodora)*....................25 gouttes
HE d'ylang ylang *(Cananga odorata)*....................10 gouttes
HE d'hélichryse italienne *(Helichrysum italicum)*....................10 gouttes

Et aussi...

Veiller à boire abondamment pour éliminer l'acide lactique dont l'accumulation dans les muscles est responsable des courbatures. L'eau aimantée (p. 32) sera un plus, bien sûr. Pour les détails, se reporter à la section *Renforcer sa santé* (p. 27).

Crampes musculaires

Le protocole de soins est identique à celui proposé pour les courbatures. Si les crampes sont récurrentes, on pensera à faire une cure de magnésium marin. Une prise se fera le soir au coucher, car la position allongée favorise l'assimilation de cet oligo-élément.

Crevasses

Elles sont généralement dues au froid. Les soins naturels viseront à la cicatrisation et au renforcement de l'épiderme.

FLEURS DE BACH ET ÉLIXIRS FLORAUX

La **Crème Rescue** (crème de Secours) en application locale est très réparatrice. On en passera trois fois par jour en débordant largement autour de la crevasse, jusqu'à guérison.

AROMATHÉRAPIE

À la place de la **Crème Rescue**, ou en alternance avec elle :

Mélange d'huiles essentielles

HV de rose musquée ..... 3 gouttes
HE de géranium rosat *(Pelargonium x asperum)* ..... 1 goutte
HE de ciste ladanifère *(Cistus ladaniferus)* ..... 1 goutte

• Appliquer 3 fois par jour, jusqu'à guérison, en débordant largement autour de la crevasse.

+

COMPLÉMENTS

Les capsules d'huile végétale de bourrache, d'onagre ou de graines d'argousier prises par voie interne, en cure de 21 jours renouvelable, vont contribuer à l'hydratation de la peau et, ce faisant, à sa plus grande souplesse et résistance.

ET AUSSI...

- Penser à bien protéger du froid les extrémités du corps avec des gants et des chaussettes en laine, ainsi que des chaussures adaptées.
- Ne pas oublier d'introduire dans l'alimentation de petites quantités de beurre frais car il contient de la vitamine A, si précieuse pour la peau. Toujours pour l'apport de vitamine A, consommer régulièrement des carottes râpées accompagnées d'une huile végétale vierge biologique, de première pression à froid.

Cystite

La vessie est enflammée à la suite d'une prolifération de bactéries. L'envie d'uriner est quasi permanente et l'émission d'urines est très douloureuse. Parfois les urines contiennent du sang dû à l'inflammation de la vessie. Les soins naturels vont s'appliquer à venir à bout des bactéries pathogènes, à réduire l'inflammation et donc la douleur, tout en rééquilibrant les flores bactériennes.

AROMATHÉRAPIE

HE de santal *(Santalum spicatum)* .... 2 gouttes

• Appliquer en massage léger sur le bas-ventre, 3 à 5 fois par jour pendant 5 jours, pour décongestionner le petit bassin.

ET AUSSI...

Pour le côté antiseptique, utiliser Phytaroma Capsules G.A.E, ou Pranarôm Capsules Origan ou Immunessence, ou Biofloral Complexe Confort urinaire. Suivre la posologie indiquée sur les emballages pendant 5 à 8 jours.

+

PHYTOTHÉRAPIE

Infusion

Préparer ou faire préparer en herboristerie le mélange de plantes suivant :

Chiendent (rhizome) .... 50 g
Busserole (feuilles) .... 50 g
Reine des prés (sommités fleuries) .... 40 g
Réglisse .... 10 g

• Mettre 1 cuil. à dessert par tasse à thé d'eau (200 ml environ).
• Faire bouillir pendant 2 minutes.
• Laisser infuser pendant 5 minutes[1]. Filtrer.
• Boire 3 à 4 tasses par jour, 10 jours maximum.

1. Au-delà de 90°C, la reine-des-prés perd certaines propriétés. La faire bouillir n'est donc pas idéal. Ma technique est un compromis pour se faciliter la vie !

Ces plantes adoucissantes (chiendent, réglisse), diurétiques (chiendent, reine-des-prés et busserole) et antiseptiques (busserole) vont faciliter l'émission d'urines et réduire les douleurs.

+

COMPLÉMENTS

Une cure de 8 jours de pré- et probiotiques va rééquilibrer les différentes flores bactériennes et éviter ainsi la prolifération de bactéries pathogènes. À renouveler au cours de l'année.

ET AUSSI...

Penser à boire abondamment et si possible de l'eau aimantée pour éviter la récidive des cystites. Pour plus de détails, se reporter à la section *Renforcer sa santé* (p. 27).

Dents (douleurs des)

■ Poussées dentaires chez l'enfant[1]

• Appliquer une petite compresse imbibée d'hydrolat de camomille romaine *(Anthemis nobilis)* sur la zone douloureuse, 3 fois par jour au minimum. Lors de l'application, l'enfant va absorber une partie de l'hydrolat contenue dans la compresse. Cela est sans risque, bien au contraire,

1. Pour les tout-petits, voir les conseils spécifiques p. 229.

dès lors que vous vous êtes procuré de l'hydrolat biologique. La camomille calme les douleurs et détend le système nerveux.

+

• **Chamomilla 9 CH,** 3 granules trois fois par jour pendant 3 à 5 jours.

■ Poussées de dents de sagesse chez l'adulte

Appliquer sur la zone douloureuse 1 goutte d'huile essentielle de clou de girofle *(Syzygium aromaticum)* mélangée à un peu de gel de silice neutre, 3 fois par jour pendant 2 à 3 jours.
Le clou de girofle calme les douleurs dentaires en se révélant anesthésiant.

■ Abcès dentaire chez l'adulte

• Appliquer sur la zone douloureuse 1 goutte d'huile essentielle de clou de girofle *(Syzygium aromaticum)*, 3 fois par jour, pendant 2 à 3 jours. Le clou de girofle est un anesthésiant et un antiseptique.

+

Pour renforcer l'action antiseptique : Phytaroma Capsules G.A.E ou Pranarôm Capsules Origan ou Immunessence ou Biofloral Complexe Défenses naturelles. Suivre la posologie minimale indiquée sur les emballages, pendant 5 à 8 jours.

Déprime

Les troubles dépressifs sont communément répandus à notre époque. Les causes sont bien trop nombreuses pour être répertoriées ici, mais nous pouvons tout de même mentionner le sentiment de solitude, les trop grandes sollicitations professionnelles, l'insécurité dans laquelle nous vivons (affective, professionnelle, etc.), la peur de vieillir, l'individualisme croissant et l'absence de véritable contact avec la Nature (et le Ciel, sans aucun doute).
La personne souffrant de dépression est en repli, elle manque d'interaction avec son environnement, elle se sent inutile, ne perçoit pas d'issue, connaît une baisse de libido. Son rapport aux autres est d'autant plus difficile qu'elle passe par des sentiments de culpabilité, de colère, de frustration, d'agitation, voire de paranoïa.
Les plantes, les oligo-éléments, les vitamines et les revitalisants apporteront une aide précieuse.

PHYTOTHÉRAPIE

Alcoolature (ou teinture-mère) de millepertuis

• À prendre dans un peu d'eau, à raison de 30 gouttes le matin, 30 gouttes en fin de journée et 30 gouttes avant le coucher.

+

Infusion

Préparer ou faire préparer en herboristerie le mélange de plantes suivant en quantités égales :

Aubépine (fleurs)
Coquelicot (pétales)
Serpolet (sommités fleuries)

Lavande (fleurs)
Matricaire (fleurs)
Mélisse (feuilles)
Passiflore (fleurs)

• Mettre 1 cuil. à dessert de plantes par tasse à thé d'eau (200 ml environ).
• Laisser infuser 5 minutes. Filtrer.
• Boire 1 tasse le matin, 1 tasse en fin de journée et 1 tasse avant le coucher.
• Cure de 21 jours, à renouveler selon besoin.
Ces plantes favorisent la relaxation, apaisent les tensions et procurent donc bien-être et détente.

ou

Grand Élixir Biofloral Détente, Sommeil, Relaxation. Suivre la posologie indiquée sur l'emballage.

+

AROMATHÉRAPIE

Mélange d'huiles essentielles

HV d'amande douce et/ou de jojoba .... 30 ml
HE de camomille romaine *(Anthemis nobilis)* .... 5 gouttes
HE de lavande vraie *(Lavandula angustifolia)* .... 10 gouttes
HE de mandarine *(Citrus reticulata)* .... 15 gouttes

• En massage bien-être sur le plexus solaire et/ou le long de la colonne vertébrale et/ou sur la plante des pieds, matin et soir.

Mélange d'huiles essentielles pour diffusion

HE de bergamote *(Citrus bergamia)*
HE de lavande vraie *(Lavandula angustifolia)*
HE d'orange douce *(Citrus sinensis)*

À parts égales

• À diffuser dans la pièce, 3 fois 10 minutes dans la journée.

+

COMPLÉMENTS

Il est important de souligner que les personnes dépressives ne doivent pas être « endormies » par des médicaments calmants pour oublier leur état, mais qu'il convient plutôt de les revitaliser et reminéraliser leur organisme à l'aide de plantes, vitamines et oligo-éléments. On pensera donc à leur conseiller, au choix :

• Silice organique naturelle buvable, ou sérum de Quinton[1] ou spiruline – pour reminéraliser.
• Gelée royale ou vitamine C naturelle ou Grand Élixir Biofloral Concentration, Mémoire, Vitalité ou Grand Élixir Biofloral Circulation, Digestion, Bien-être, pour revitaliser.
• Extraits de plantes fraîches d'éleuthérocoque ou de rhodiola rosea, par exemple, pour que l'organisme gère mieux le stress.
• Extrait de plantes fraîches d'échinacée ou macérat-mère de cassis, pour renforcer l'immunité mise à mal par le stress.

+

FLEURS DE BACH ET ÉLIXIRS FLORAUX

Les humeurs dépressives sont à considérer dans leur contexte individuel. Il est donc impossible de généraliser.

1. Le sérum de Quinton ne convient pas aux personnes souffrant d'hypertension artérielle.

N'oublions pas non plus que les élixirs floraux ne soignent pas des maladies mais harmonisent des états d'âme négatifs. Toutefois, la pratique montre que certains élixirs sont récurrents pour les personnes souffrant de dépression :
Gentian (Gentiane) : pour les personnes sceptiques ou pessimistes qui se découragent au moindre obstacle et n'attendent que des échecs de leurs actions.
Elm (Orme) : pour ceux qui, très capables, traversent une phase où ils ont l'impression de ne pas être à la hauteur.
Larch (Mélèze) : pour les personnes qui manquent de confiance en elles et qui se sentent donc inférieures aux autres.
Gorse (Ajonc) : pour ceux qui ont pratiquement abandonné tout espoir d'amélioration de leur état.
Mustard (Moutarde) : lorsque la personne est saisie de temps à autre de brusques accès de tristesse, sans savoir pourquoi.
Willow (Saule) : pour ceux qui développent de l'amertume, se sentant victimes du destin.
Sweet Chestnut (Châtaignier) : en cas de désespoir absolu.
Olive (Olivier) : pour les personnes qui se sentent « au bout du rouleau » physiquement et psychiquement.
Wild Rose (Églantier) : pour ceux qui ne trouvent plus de joie à leurs activités et vivent de manière apathique dans un état passif.

• 2 gouttes de chaque élixir choisi dans un peu d'eau, 2 à 3 fois par jour, pendant 21 jours. À renouveler selon besoin.

Rescue (Remède de secours) chaque fois que les pensées négatives sont trop envahissantes.

• 4 gouttes de **Rescue** dans un peu d'eau, selon besoin.

En cas de dépression chez les personnes âgées
Chez les personnes âgées souffrant de dépression, les plantes stimulant la circulation veineuse (et par extension irriguant mieux le cerveau) ont prouvé leur intérêt tant en prévention qu'en soins. On conseillera donc de l'EPS de ginkgo biloba (extrait fluide glycériné pour l'absence d'alcool et une teneur plus élevée en principes actifs), 10 gouttes, 2 fois par jour, en cure de trois semaines à renouveler. On ajoutera de la myrtille sous toutes ses formes : fruits frais, fruits séchés, jus, purée, confitures, etc., de manière régulière. En effet, les anthocyanes qu'elle contient agissent sur la microcirculation et favorisent aussi l'apport des autres nutriments.

En cas de dépression saisonnière
Cet état dépressif dont souffrent bon nombre de personnes à l'arrivée de l'automne et jusqu'au renouveau printanier est lié au manque de soleil, de lumière. La personne atteinte peut manifester de la fatigue chronique, un manque d'intérêt et d'initiative, de la mélancolie, de la tristesse, de l'irritabilité, des troubles du sommeil (réveil précoce), une diminution de la libido, une fringale portée surtout sur le sucré, des troubles de l'attention.
Outre les conseils donnés précédemment, on pensera également à la luminothérapie. Il s'agit de sortir au moins une demi-heure par jour lorsque la lumière est importante ou d'utiliser un appareil spécifique (lampes à spectre lumineux large) qui imite la lumière naturelle.

ET AUSSI…

Il est important d'apprendre à positiver et à relativiser

l'importance des choses. Des lectures et des musiques visant à l'épanouissement du corps, du cœur et de l'esprit, la pratique de disciplines telles que le yoga ou le taï chi chuan, la marche tranquille dans la nature, l'amitié avec tous les règnes, etc. sont autant de facteurs qui contribuent à vivre mieux.

Diabète

Cette maladie survient suite à l'altération du pancréas qui provoque une déficience du métabolisme des sucres. Si votre glycémie est très légèrement supérieure ou inférieure à la normale, un régime alimentaire adapté (voir la section *Renforcer sa santé*, p. 27), la consommation très surveillée des sucres rapides ou lents et des excitants, de l'activité physique chaque jour et les soins naturels proposés ci-dessous devraient permettre de rétablir l'équilibre. En revanche, si votre glycémie est élevée ou basse, ledit régime adapté et les soins naturels viendront en accompagnement du traitement médical.

PHYTOTHÉRAPIE

Infusion

Préparer ou faire préparer en herboristerie le mélange de plantes suivant :

Aigremoine (sommités fleuries) .... 10 g
Galega (plante entière) .... 30 g
Géranium robert (plante entière) .... 30 g
Myrtille (feuilles) .... 30 g
Olivier (feuilles) .... 20 g
Menthe poivrée .... quelques feuilles pour le goût

- Mettre 1 cuil. à dessert de plantes par tasse à thé d'eau (200 ml environ).
- Laisser infuser 7 à 10 minutes. Filtrer.
- Boire 2 tasses par jour, 1 au lever et 1 après le dîner.
- Cure de 21 jours à renouveler après un arrêt de 10 jours.

+

AROMATHÉRAPIE

HE de géranium rosat *(Pelargonium x asperum)*......................1 goutte

- À prendre directement dans la bouche ou sur un comprimé neutre à la fin du déjeuner. Cure de 21 jours à renouveler après un arrêt de 10 jours.

L'HE de géranium rosat favorise la baisse de la glycémie.

Diarrhée

La diarrhée survient suite à l'ingestion d'un microbe ou parce que la flore intestinale a été perturbée par un agent extérieur (antibiotique, par exemple) ou par le stress. Les soins naturels viseront à éliminer ledit microbe et à rééquilibrer la flore.

PHYTOTHÉRAPIE

Infusion

Préparer ou faire préparer en herboristerie le mélange de plantes suivant :

Aigremoine (sommités fleuries)..20 g
Fraisier (feuilles)...20 g
Potentille tormentille (racines)..30 g

Mauve (fleurs)... 20 g
Ortie (feuilles)... 20 g
Réglisse (bâton)......................................1 petit éclat pour le goût

• Mettre 1 cuil. à dessert de plantes par tasse à thé d'eau (200 ml environ).
• Laisser infuser 7 à 10 minutes. Filtrer.
• Boire 1 tasse toutes les deux heures jusqu'à amélioration, puis 3 tasses par jour pendant 5 à 8 jours.

AROMATHÉRAPIE

S'il s'agit d'une diarrhée résultant d'un microbe
On ajoutera à l'infusion Phytaroma Capsules G.A.E ou Pranarôm Capsules Origan ou Immunessence ou Biofloral Complexe Voyageur.
Suivre la posologie indiquée sur les emballages, pendant 5 jours.

COMPLÉMENTS

Après l'épisode de diarrhée, penser à une cure de pré- et probiotiques, pendant 5 à 8 jours. Suivre la posologie indiquée sur l'emballage.

ET AUSSI...

Pendant l'épisode de diarrhée, boire beaucoup, si possible de l'eau aimantée (p. 32), pour éviter la déshydratation. De plus, manger du riz blanc et boire son eau de cuisson.

Digestion (troubles de la)

Par « troubles digestifs », on entend ici une digestion lente et difficile. Si les plantes vont aider à se sentir mieux après un repas, il est essentiel aussi de revoir son hygiène de vie et son alimentation. Les soins naturels vont soulager gênes et douleurs tout en agissant sur le système nerveux pour le détendre.

PHYTOTHÉRAPIE

Infusion

Composer ou faire composer en herboristerie le mélange de plantes suivant :

Serpolet (sommités fleuries)	20 g
Anis vert (semences)	20 g
Verveine odorante (feuilles)	20 g
Fenouil (semences)	10 g
Souci des jardins (fleurs)	10 g
Mélisse (feuilles)	10 g
Menthe poivrée (feuilles)	5 g

- Mettre 1 cuil. à dessert de ce mélange par tasse à thé d'eau (environ 200 ml).
- Laisser infuser 5 à 7 minutes. Filtrer.
- Boire 1 tasse au déjeuner et 1 au dîner, pendant 21 jours.
- À renouveler.

Toutes les plantes de cette infusion vont favoriser la digestion, adoucir le tube digestif et aider à la détente.

+

AROMATHÉRAPIE

Prendre 1 goutte d'HE de menthe poivrée ou de coriandre sur un petit morceau de sucre complet ou de mie de pain.

ou

Prendre 6 granules de Biofloral Complexe Digestion.

• Avant le déjeuner et avant le dîner, pendant 8 jours.

et

Mélange d'huiles essentielles

HV fluide (amande douce, noyau d'abricot, sésame, jojoba ou macadamia, par exemple)....................30 ml
HE de basilic exotique *(Ocimum basilicum)*....................3 gouttes
HE de citron *(Citrus limon)*....................3 gouttes
HE de romarin à verbénone *(Rosmarinus officinalis CT verbénone)*....................3 gouttes
HE de camomille romaine *(Anthemis nobilis)*....................3 gouttes

• Selon besoin, massez-vous le ventre et le plexus solaire avec quelques gouttes de ce mélange. À renouveler jusqu'à 21 jours.

ET AUSSI...

Pour ce qui est de l'alimentation, se reporter aux conseils de nutrition donnés dans la section *Renforcer sa santé* (p. 27). Ils sont simples à appliquer et souvent à l'origine de grands changements positifs. Penser aussi à l'intolérance éventuelle à certains aliments.

En ce qui concerne l'hygiène de vie, le stress revient une fois encore au premier plan. Toute mesure prise pour le réduire sera bénéfique : plantes relaxantes, marche au grand air, séjours dans la nature, yoga, méditation, etc. Veiller aussi, autant que faire se peut, à prendre les repas assis, dans le calme, à heures fixes. Mâcher les aliments, pour manger moins vite et pour faciliter le travail de l'estomac.

Eczéma

La peau est rouge, gonflée, de petites cloques apparaissent, cela démange et on finit par avoir des croûtes. L'eczéma apparaît sur un terrain allergique et se manifeste spontanément ou suite au contact avec un agent qui se révèle allergène pour votre peau. Les soins naturels vont aider, mais il faut être patient avant d'observer des résultats tangibles.

PHYTOTHÉRAPIE

Alcoolature ou teinture-mère de plantain
• Adulte : 20 à 30 gouttes dans un peu d'eau, 2 fois par jour pendant 21 jours.
• Enfant : 5 à 15 gouttes dans un peu d'eau, 2 fois par jour pendant 21 jours.
Le plantain est un anti-histaminique.

+

GEMMOTHÉRAPIE

Macérats-mères de cassis *(Ribes nigrum)*, romarin *(Rosmarinus off.)* et églantier *(Rosa canina)*.
• Adulte : 5 gouttes du mélange dans un peu d'eau, 2 fois par jour pendant 21 jours.
• Enfant : 2 gouttes du mélange dans un peu d'eau, 2 fois par jour pendant 21 jours.
Le cassis et l'églantier sont des anti-histaminiques qui renforcent aussi l'immunité. Le romarin est un anti-toxique du foie. Grâce à son action, les toxines allergiques sont éliminées de l'organisme

+

FLEURS DE BACH ET ÉLIXIRS FLORAUX

Rescue (Remède de secours), par voie interne, 4 gouttes en cas de crise mais aussi chaque fois qu'il y a stress puisque celui-ci a une incidence sur les terrains allergiques.
De plus, la **Crème Rescue** peut être appliquée sur les zones eczémateuses en fine couche, 2 fois par jour.
D'autre part, placer 10 gouttes de **Crab Apple** (Pommier sauvage) dans un récipient que vous emplirez d'eau tiède que vous verserez, à la fin de la douche, sur les parties du corps touchées par l'eczéma.
ou

HYDROLATS

Composer ou faire composer en herboristerie une lotion contenant les trois hydrolats suivants en quantités égales :

Lavande vraie *(Lavandula angustifolia)*
Géranium rosat *(Pelargonium x asperum)*
Camomille romaine *(Anthemis nobilis)*

• Vaporiser sur les plaques d'eczéma, 2 fois par jour pendant 15 jours au moins. Cette formule convient aussi bien aux adultes qu'aux enfants.

+

COMPLÉMENTS

Manganèse oligo-élément en prévention
• Adulte : 1 ampoule le matin pendant 15 jours.

• Enfant : 1 ampoule le matin un jour sur deux pendant 15 jours.

Pré-et probiotiques en prévention
Pour les adultes, pendant 5 à 8 jours, après la cure de drainage (p. 35) au printemps.

ET AUSSI...

• Éliminer autant que faire se peut les contacts avec les allergènes connus.
• Veiller à votre alimentation : les œufs, les cacahuètes, les crustacés, le lait, les tomates, le chocolat et les aliments qui contiennent du gluten sont souvent responsables de réactions allergiques.
• En revanche, penser aux aliments riches en vitamine A (légumes vert foncé ou orangé, fruits oranges, jaunes, rouges et verts, persil) et en zinc (céréales bises, légumineuses, amande, noix, noisette – si vous n'êtes pas allergique aux oléagineux–) car ils jouent un rôle essentiel dans la production d'anticorps neutralisant les allergènes.

Entorse

L'entorse survient lors de la mise en tension brutale des tendons entourant l'articulation. Elle peut s'accompagner d'une rupture plus ou moins complète des ligaments. Il y aura œdème, douleur, chaleur et impotence. Il peut aussi survenir des ecchymoses.
L'entorse grave doit faire l'objet d'un traitement de contention. Aussi, en cas d'hématome important, consulter un médecin d'emblée.

Dans tous les cas, reposer au maximum l'articulation lésée, pour permettre la cicatrisation des blessures, sans pour autant l'immobilier complètement, afin d'éviter l'ankylose articulaire.
Les soins naturels vont calmer la douleur et favoriser la cicatrisation.

■ Premiers secours

HOMÉOPATHIE

Arnica 9 CH

• 3 granules, tout de suite après l'accident puis 3 fois par jour jusqu'à amélioration.

■ Traitement local

AROMATHÉRAPIE

Mélange d'huiles essentielles

Macération huileuse d'arnica .... 30 ml
HE d'eucalyptus citronné *(Eucalyptus citriodora)* .... 15 gouttes
HE de laurier noble *(Laurus nobilis)* .... 15 gouttes
HE de menthe poivrée *(Mentha piperata)* .... 5 gouttes
HE d'hélichryse italienne *(Helichrysum italicum)* .... 10 gouttes

• Masser l'articulation douloureuse, 2 fois par jour, jusqu'à disparition complète des douleurs et de l'éventuel hématome.

On peut alterner l'application de cette huile de soin avec l'application en massage léger de la **crème Rescue** (Crème de secours) aux Fleurs de Bach qui se révèle elle aussi très efficace.

■ Traitement d'accompagnement

Préparer ou faire préparer en herboristerie le mélange de plantes suivant en quantités égales :

Cassis (feuilles)
Reine-des-prés (sommités fleuries)
Prêle (tige stérile)

• Mettre 1 cuil. à dessert de plantes par tasse à thé d'eau (200 ml environ).

• Laisser infuser 5 à 7 minutes. Filtrer.

• Boire 3 tasses par jour pendant 10 jours au moins.
Le cassis est anti-inflammatoire et circulatoire, la reine-des-prés est anti-inflammatoire et diurétique, la prêle est diurétique et reminéralisante.

Énurésie (ou Pipi au lit)

Un enfant de plus de cinq ans qui fait régulièrement pipi au lit la nuit souffre de ce que l'on appelle énurésie. Il semblerait que l'origine soit psychologique – l'enfant souhaite attirer l'attention – ou physiologique – vessie immature. Quoi qu'il en soit, ce trouble est perturbant tant pour l'enfant que pour les parents qui doivent intervenir en pleine nuit.

PHYTOTHÉRAPIE

Infusion
• Mettre 1 cuil. à dessert de verge d'or (sommités fleuries) par tasse à thé d'eau (200 ml environ).
• Laisser infuser 5 minutes. Filtrer.

• Faire boire à l'enfant 2 tasses par jour mais pas après 18 heures.

Cette plante amie du système urinaire a une action astringente qui agit favorablement sur l'énurésie.

+

FLEURS DE BACH ET ÉLIXIRS FLORAUX

Un peu de **Crème Rescue** (Crème de secours) en massage sur le plexus solaire, dès que l'incident s'est produit, pour faire baisser la tension.

+

Élixir floral de millepertuis, 2 gouttes dans un peu d'eau, 3 à 4 fois par jour pendant 21 jours, pour l'enfant et les parents.

Si l'énurésie est survenue suite à un deuil (deuil de personnes mais aussi d'un ancien style de vie, par exemple) :
Star of Bethlehem (Ornithogale en ombelle), 2 gouttes dans un peu d'eau, 3 à 4 fois par jour pendant 21 jours pour l'enfant et les parents.

Si l'énurésie est survenue suite à l'arrivée d'un petit frère ou d'une petite sœur :
Holly (Houx), 2 gouttes dans un peu d'eau, 3 à 4 fois par jour pendant 21 jours pour l'enfant et les parents.

+

COMPLÉMENTS

On apportera des complexes de vitamines/minéraux/oligo-éléments naturels pour aider l'enfant à mieux gérer son stress et sa fatigue.

ET AUSSI...

• En soirée, éviter de donner de grandes quantités de liquide à boire à l'enfant.
• Ne pas dramatiser la situation : elle va se régulariser au fil du temps.

Épistaxis (voir Saignements de nez)

Escarres

Ces plaies cutanées résultent d'une mauvaise irrigation sanguine de la zone concernée suite à l'immobilité et au frottement constant sur une surface dure. Elles signent aussi un état de santé dégradée, d'où l'association de soins naturels en application locale et par voie interne.

PHYTOTHÉRAPIE

Infusion

En prévention, dès le début de l'immobilisation, ou en soin lorsque les escarres sont apparues, préparer ou faire préparer en herboristerie le mélange de plantes suivant, à visée circulatoire et reminéralisante :

Achillée millefeuille (sommités fleuries) .... 15 g
Cassis (feuilles) .... 15 g
Noisetier (feuilles) .... 15 g
Vigne rouge (feuilles) .... 15 g

Ortie piquante (feuilles).. 20 g
Romarin (sommités fleuries).. 20 g

• Mettre 1 cuil. à dessert de plantes par tasse à thé d'eau (200 ml environ).
• Laisser infuser 5 à 7 minutes. Filtrer.
• Boire 2 à 3 tasses par jour, pendant 21 jours.
• Cure à renouveler selon besoin après arrêt d'une semaine.

ou

Grand Élixir Biofloral Circulation, Digestion, Bien-être. Suivre la posologie indiquée sur l'emballage.

AROMATHÉRAPIE

Mélange d'huiles essentielles

HV de noisette ....50 ml
HV de rose musquée ....50 ml
HE de lavande vraie *(Lavandula angustifolia)*........................15 gouttes
HE de lentisque pistachier *(Pistacia lentiscus)*.......................5 gouttes
HE d'hélichryse italienne *(Helichrysum italicum)*...................5 gouttes
HE de ciste ladanifère *(Cistus ladaniferus)*............................5 gouttes

• En prévention, dès le début de l'immobilisation, ou en soin, lorsque les escarres sont apparues : masser la zone atteinte, 2 fois par jour. Il est possible de remplacer cette huile de soin par du gel de silice.

COMPLÉMENTS

On apportera des complexes de vitamines/minéraux/oligo-éléments naturels pour renforcer l'organisme affaibli.

ET AUSSI...

Parfois, j'ajoute au nom « ortie » l'adjectif « piquante » pour éviter une confusion fréquente. En effet, l'ortie *(Urtica dioica)* est souvent confondue avec le lamier blanc *(Lamium album)*. Or, ils n'ont pas les mêmes propriétés. Il est pourtant facile de les distinguer : l'ortie pique, pas le lamier.

Fatigue

Trop de sollicitations, trop de responsabilités, trop de stress, trop de tout finit par installer une fatigue récurrente dont se plaignent nombre de personnes aujourd'hui. Les plantes vont bien sûr aider à se sentir mieux, mais elles ne feront pas de miracle à long terme si l'on ne peut pas, en même temps, adopter un rythme de vie plus naturel et mieux gérer son stress.

PHYTOTHÉRAPIE

Infusion

Composer ou faire composer en herboristerie le mélange de plantes suivant.

Serpolet (sommités fleuries)	30 g
Citron (zeste ciselé)	15 g
Gingembre (rhizome concassé)	10 g
Angélique (racine concassée)	15 g
Romarin (sommités fleuries)	30 g

• Mettre 1 cuil. à dessert de plantes par tasse à thé d'eau froide (200 ml environ).

• Faire bouillir pendant 2 minutes puis laisser infuser pendant 5 minutes. Filtrer.

• Boire 1 tasse le matin et 1 tasse à midi pendant 21 jours.
• À renouveler selon besoin.

+

AROMATHÉRAPIE

Composer ou faire composer en herboristerie l'huile de soins suivante :

HV d'amande douce ....30 ml
HE d'épinette noire *(Picea mariana)* ....10 gouttes
HE de ravintsara *(Cinnamomum camphora CT cinéole)* ....10 gouttes
HE de menthe poivrée *(Mentha piperata)* ....5 gouttes

• Masser chaque matin le bas de votre dos avec une petite quantité de cette huile de soin pendant au moins 15 jours.

+

FLEURS DE BACH ET ÉLIXIRS FLORAUX

Olive (Olivier) en cas de fatigue physique et psychique.
Elm (Orme) lorsque l'on a le sentiment d'être dépassé par les événements et que cela nous décourage.
Hornbeam (Charme) en cas de lassitude, de difficulté à démarrer, de manque de motivation.
• 2 gouttes de chaque élixir choisi, dans un peu d'eau, 2 à 3 fois par jour, pendant 21 jours.

+

COMPLÉMENTS

La gelée royale, le sérum de Quinton[1] et la vitamine C naturelle (acérola, argousier...) ont fait leurs preuves depuis longtemps. En cure de 21 jours à renouveler selon besoin.

1. Le sérum de Quinton ne convient pas aux personnes souffrant d'hypertension artérielle.

Fissure annale

Cette plaie située sur le canal anal est très douloureuse. Pour faciliter sa cicatrisation, certaines huiles végétales et huiles essentielles sont particulièrement efficaces.

AROMATHÉRAPIE

Mélange d'huiles essentielles

Composer ou faire composer en herboristerie l'huile de soins suivante :

HV de rose musquée du Chili .... 15 ml
Macération huileuse de souci des jardins .... 15 ml
HE de ciste ladanifère *(Cistus ladaniferus)* .... 10 gouttes
HE de géranium rosat *(Pelargonium x asperum)* .... 10 gouttes
HE de lavande vraie *(Lavandula angustifolia)* .... 10 gouttes

• Appliquer doucement du bout du doigt sur la zone de la plaie, 3 fois par jour. Poursuivre quelques jours après amélioration.

+

FLEURS DE BACH ET ÉLIXIRS FLORAUX

La **Crème Rescue** (Crème de secours) peut remplacer de temps en temps l'huile de soin précédente. Appliquer en fine couche sur la plaie en débordant.

ET AUSSI...

Il est très important de régulariser le transit intestinal car la constipation est souvent à l'origine des fissures anales et les aggrave. Pour cela, il convient de revoir son hygiène de vie. Les conseils donnés dans la section *Renforcer sa santé* (p. 27) vous seront utiles pour aller dans ce sens. Penser aussi à l'intolérance au gluten qui peut engendrer de multiples troubles, dont celui-ci.

Flatulences (voir Aérophagie)

Frigidité (voir Libido faible)

Furoncle

La zone fait mal, un gros bouton rouge surgit et évolue en se remplissant de pus : c'est un furoncle. Surtout, ne pas le toucher car cela disséminerait le pus et aggraverait la situation. Les plantes prises par voie interne vont aider le corps à éliminer les toxines. Les soins externes vont contribuer à calmer la douleur, à venir à bout du staphylocoque doré à l'origine du furoncle et à favoriser le mûrissement de celui-ci.

PHYTOTHÉRAPIE

Infusion

• Préparer ou faire préparer en herboristerie le mélange des plantes suivantes finement ciselées :

Bouleau (feuilles)	40 g
Ortie piquante (feuilles)	30 g
Pensée sauvage (fleurs)	10 g

Mauve (fleurs)... 15 g
Menthe poivrée...quelques feuilles

• Placer 1 cuil. à dessert de ce mélange dans une casserole contenant l'équivalent d'une tasse à thé d'eau froide (200 ml environ).

• Porter doucement à ébullition. Aux premiers frémissements de l'eau, couper la source de chaleur et faire infuser pendant 5 à 7 minutes avec un couvercle posé sur la casserole.

• Filtrer.

• Boire 1 tasse le matin la première semaine puis 1 tasse le matin et 2 autres le soir les deux semaines suivantes.

ou

En lieu et place de cette infusion, vous pouvez choisir du jus ou de la sève de bouleau, ou encore le Grand Elixir Biofloral Élimination, Amincissement, Drainant, par exemple.

+

AROMATHÉRAPIE

Dans le creux de votre paume, verser 1 goutte d'HE de lavande vraie pure *(Lanvandula angustifolia)* et 1 goutte d'HE d'arbre à thé pure *(Melaleuca alternifolia)*.

• À appliquer directement sur le furoncle, 2 à 3 fois par jour jusqu'à disparation des symptômes.

ou

À la place des huiles essentielles, il est possible d'utiliser de la crème à la propolis à 10 %.

Gastrite (voir Brûlures d'estomac)

Gastro-entérite (voir Diarrhée)

Gencives sensibles

Les gencives sont douloureuses, un peu gonflées, un peu rouges, et elles saignent parfois au brossage. Les soins naturels vont aider à apaiser l'inflammation et à renforcer lesdites gencives.

■ Voie interne

Silice organique et naturelle buvable, à base d'ortie si possible. Suivre la posologie indiquée sur l'emballage. Cure de 21 jours à renouveler selon besoin.

+

Bain de bouche

Le soir, après le brossage des dents, procéder à un bain de bouche à l'aide d'un produit de type Bain de bouche Weleda à la myrrhe.

Vous pouvez également le faire vous-même ou le faire composer en herboristerie comme suit :

Teinture de myrrhe....................20 ml
Alcoolature de souci des jardins....................20 ml
Hydrolat de camomille romaine *(Anthemis nobilis)*....................20 ml
HE de laurier noble *(Laurus nobilis)*....................1 goutte

HE de lavande vraie *(Lavandula angustifolia)*..........................3 gouttes
HE de géranium rosat *(Pelargonium x asperum)*...................3 gouttes

• Mettre quelques gouttes de ce mélange dans un peu d'eau tiède et se rincer la bouche matin et soir après le brossage des dents.

+

■ Voie externe

• Appliquer doucement au doigt du gel de silice neutre sur les gencives, 2 fois par jour, pendant 21 jours au moins.
• Les premiers jours, vous pouvez ajouter 1 goutte d'HE de laurier noble *(Laurus nobilis)* au gel avant de l'appliquer.

Grippe

Chaque hiver, cette maladie épidémique revient avec son cortège de symptômes : frissons, courbatures, fièvre, abattement, toux... Elle dure une semaine environ et la convalescence n'est pas toujours rapide.

■ Prévention

1. Pour l'éviter autant que faire se peut, penser à la cure pour renforcer l'immunité, en automne (voir section *Renforcer sa santé* p. 27).

2. Pendant l'épidémie, on recourra avec bonheur au mélange échinacée/thym, en infusions ou en extraits, à raison

de deux prises par jour. On pourra également se masser chaque jour la plante des pieds avec une goutte d'huile essentielle pure de pin sylvestre *(Pinus sylvestris)* ou d'épinette noire *(Picea mariana)*, deux huiles essentielles qui renforcent l'immunité.

3. Enfin, le jour où l'on se sent atteint par le virus, on peut encore lutter sur deux fronts.
Par voie interne : en prenant Phytaroma Capsules G.A.E., ou Pranarôm Capsules Origan ou Immunessence, ou Biofloral Complexe Défenses naturelles. Suivre la posologie indiquée sur les emballages.
Par voie externe, à composer ou à faire composer en herboristerie :

HV d'amande douce	30 ml
HE de ravintsara *(Cinnamomum camphora CT cinéole)*	10 gouttes
HE de thym à thujanol *(Thymus vulgaris CT thujanol)*	10 gouttes
HE de niaouli *(Melaleuca quinquenervia)*	10 gouttes
HE de citron *(Citrus limon)*	10 gouttes
Élixir floral d'angélique (facultatif)	4 gouttes

• Appliquer en petites quantités sur l'ensemble du corps, à l'exception du visage et des muqueuses.

Ces huiles essentielles sont antivirales. Quant à l'élixir floral d'angélique, il est le protecteur dont a besoin notre organisme en ces instants.

■ Soins

Et si la grippe survient tout de même, les plantes viendront soutenir nos forces de guérison.
Par voie externe, on poursuivra l'application de l'huile de soins précédemment mentionnée en la limitant à la poitrine et au haut du dos, 2 fois par jour.
Par voie interne, on poursuivra pendant 5 jours la prise de Phytaroma Capsules G.A.E. ou Pranarôm Capsules

Origan ou Immunessence ou Biofloral Complexe Défenses naturelles. Suivre la posologie indiquée sur les emballages.

+

On pourra aussi utiliser l'infusion suivante :

Cassis (feuilles)	10 g
Aigremoine (sommités fleuries)	40 g
Bouillon blanc (fleurs)	10 g
Mauve (fleurs)	10 g
Pin (bourgeons)	10 g
Thym (sommités fleuries)	20 g

- Mettre 1 cuil. à dessert de plantes par tasse à thé d'eau (200 ml environ).
- Laisser infuser 7 à 10 minutes environ.
- Filtrer soigneusement à cause des petits poils du bouillon blanc.
- Boire 2 à 3 tasses par jour pendant 10 jours environ.

Le cassis est anti-inflammatoire et aide à éliminer les toxines liées à la maladie. L'aigremoine est elle aussi anti-inflammatoire, tout comme le bouillon blanc qui est également antitussif. La mauve est antitussive et adoucissante. Le thym est antibactérien, tout comme le pin qui est aussi immunostimulant.

ET AUSSI...

Pour récupérer rapidement d'un épisode de grippe, ne pas négliger le temps de convalescence. Ne pas oublier non plus, pendant la maladie, de s'hydrater suffisamment et de complémenter l'alimentation avec de la vitamine C naturelle (orange, acérola, argousier, etc.).

Halitose (ou Mauvaise haleine)

Ce désagrément peut avoir de nombreuses origines dont les principales sont une hygiène buccale insuffisante, une gingivite, des troubles digestifs, le stress et le tabagisme. Il est évident que l'on commencera par déterminer la cause et que l'on essaiera d'y remédier du mieux possible. Dans le même temps, les plantes vont améliorer la situation.

PHYTOTHÉRAPIE

Infusion

• Préparer ou faire préparer en herboristerie le mélange de plantes suivantes finement ciselées :

Bouleau (feuilles)	40 g
Ortie piquante(feuilles)	30 g
Pensée sauvage (fleurs)	10 g
Mauve (fleurs)	15 g
Menthe poivrée	quelques feuilles

• Placer 1 cuil. à dessert de ce mélange de plantes dans une casserole contenant l'équivalent d'une tasse à thé d'eau froide (200 ml environ).

• Porter doucement à ébullition. Aux premiers frémissements de l'eau, couper la source de chaleur et faire infuser pendant 5 à 7 minutes avec un couvercle posé sur la casserole. Filtrer.

• Boire 1 tasse le matin la première semaine puis 1 tasse le matin et 1 autre le soir les deux semaines suivantes. Ces plantes soutiennent le travail des émonctoires et favorisent ainsi l'élimination des toxines.

• Ajouter dans cette tasse un tout petit peu de miel

contenant une goutte d'HE de mandarine *(Citrus reticulata)* qui agit sur le stress.

+

Dans le même temps, composer ou faire composer en herboristerie le mélange pour bain de bouche suivant :

Teinture de myrrhe..30 ml
Alcoolature (ou teinture-mère) de souci des jardins..................30 ml
HE de laurier noble *(Laurus nobilis)*...1 goutte
HE de lavande vraie *(Lavandula angustifolia)*..........................3 gouttes
HE de menthe poivrée *(Mentha piperata)*.................................1 goutte

• Mettre quelques gouttes de ce mélange dans un peu d'eau tiède et se rincer la bouche matin et soir après le brossage des dents.

AROMATHÉRAPIE

En lieu et place du bain de bouche, vous pouvez opter pour une formule 100 % huiles essentielles. Placer 1 goutte d'HE de citron *(Citrus limon)* et 1 goutte d'HE d'arbre à thé *(Melaleuca alternifolia)* sur votre brosse à dents avant d'étendre le dentifrice. Se brosser les dents avec ce mélange 1 fois par jour pendant 10 à 15 jours, puis 1 à 2 fois par semaine sur du long terme.

+

Pensez aussi de temps en temps à sucer un petit morceau de sucre de canne sur lequel vous avez versé une goutte d'huile essentielle de menthe poivrée (*Mentha piperata*). Cela vous procurera une haleine fraîche tout en stimulant les fonctions hépatiques.

Hématomes (voir Bleus)

Hémorroïdes

Les veines de la région anale se distendent, à l'instar des varices sur les jambes, et cela fait mal, parfois même très mal. Des saignements peuvent accompagner les douleurs. Pour améliorer la circulation sanguine et favoriser la cicatrisation, certaines plantes, huiles végétales et huiles essentielles sont particulièrement efficaces.

PHYTOTHÉRAPIE

Lors de la crise hémorroïdaire

Mélange de plantes

• Préparer ou faire préparer en herboristerie le mélange de plantes suivant en quantités égales sous forme de d'alcoolature ou de teinture-mère :

Achillée millefeuille (sommités fleuries)
Cyprès (noix)
Fumeterre (parties aériennes fleuries)
Marron d'Inde (fruit)

• Prendre 30 gouttes de ce mélange 3 à 4 fois par jour dans un peu d'eau, jusqu'à disparition totale des douleurs. L'achillée millefeuille, le cyprès et le marron d'Inde ont une action vasoconstrictrice et décongestionnante. La fumeterre est dépurative et fluidifiante du sang.

Ensuite, une fois la crise terminée

Infusion

Préparer ou faire préparer en herboristerie le mélange de plantes suivant en quantités égales :

Vigne rouge (feuilles)
Prêle (tige stérile)
Achillée millefeuille (sommités fleuries)
Noisetier (feuilles)
Menthe ou verveine (quelques feuilles pour améliorer le goût)

- Mettre 1 cuil. à dessert de plantes par tasse à thé d'eau (200 ml environ).
- Laisser infuser 5 à 7 minutes. Filtrer.
- Boire 2 à 3 tasses à thé par jour, pendant 21 jours.
- À renouveler selon besoin.

La vigne rouge est un tonique veineux, la prêle – riche en silice – renforce la résistance des vaisseaux sanguins, l'achillée millefeuille est vasoconstrictrice et décongestionnante, le noisetier est vasoconstricteur et un tonique veineux.
En lieu et place de l'infusion, vous pouvez choisir le Grand Élixir Biofloral Circulation, Digestion, Bien-être.
Suivre la posologie indiquée sur l'emballage.

+

AROMATHÉRAPIE

Mélange d'huiles essentielles

Composer ou faire composer en herboristerie le mélange suivant :

HV de calophylle .... 15 ml
Macération huileuse de souci des jardins .... 15 ml
HE de lentisque pistachier *(Pistacia lentiscus)* .... 5 gouttes

HE d'hélichryse italienne *(Helichrisyum italicum)*..................5 gouttes
HE de géranium rosat *(Pelargonium x asperum)*....................5 gouttes
HE de ciste ladanifère *(Cistus ladaniferus)*.............................5 gouttes
HE de lavande vraie *(Lavandula angustifolia)*..........................5 gouttes

• Appliquer doucement du bout du doigt sur la zone douloureuse matin et soir, et après chaque selle. Poursuivre jusqu'à disparition complète des douleurs. Ces huiles végétales et essentielles sont adoucissantes de la peau, décongestionnantes du système veineux et hémostatiques.

+

FLEURS DE BACH ET ÉLIXIRS FLORAUX

Les problèmes veineux signant souvent des difficultés à exprimer et vivre nos envies ou désirs de bonheur, le mélange suivant (à prendre par voie interne à raison de 2 gouttes de chaque remède dans un peu d'eau, 2 à 3 fois par jour pendant 21 jours) devrait se révéler un précieux soutien :
Gentian (Gentiane) + **Water Violet** (Violette d'eau) + **Wild rose** (Églantier).

+

COMPLÉMENTS

Le pollen contient de la rutine qui augmente la résistance des vaisseaux sanguins. On pensera à en faire des cures de 21 jours, 2 fois par an environ. Pour les personnes au système digestif hypersensible, faire tremper le pollen (1 cuil. à café) dans un peu d'eau la veille au soir et consommer le lendemain matin en mâchant soigneusement.
On pourra également faire des cures de solution buvable

d'Ortie-Silice (Biofloral) selon la même durée et la même fréquence. La silice permet de conserver l'élasticité et la tonicité des vaisseaux sanguins.
Enfin le Pycnogénol, qui contient un extrait d'écorce de pin maritime des Landes, est lui aussi une valeur sûre dans le confort circulatoire.

ET AUSSI...

Il est très important de régulariser le transit intestinal car la constipation est souvent à l'origine des hémorroïdes et les aggrave. Pour cela, il convient de revoir son hygiène de vie. Les conseils donnés dans la section *Renforcer sa santé* (p. 27) vous seront utiles pour aller dans ce sens.

Herpès génital

Tout comme l'herpès labial, l'herpès génital est une maladie virale contagieuse qui se réveille souvent suite à de la fatigue, une contrariété, les règles. Avant son apparition, la zone picote, démange, brûle. C'est à ce moment-là qu'il convient d'intervenir avec les soins naturels.

AROMATHÉRAPIE

Le mélange suivant d'huiles essentielles a fait ses preuves depuis longtemps :

HE d'arbre à thé *(Melaleuca alternifolia)*..5 ml
HE de niaouli *(Melaleuca quinquenervia)*..3 ml
HE de thym *(Thymus vulgaris CT thujanol* ou *linalol)*........................2 ml
À diluer à 50 % dans de la macération huileuse de souci des jardins.

• À appliquer localement 3 à 4 fois par jour, jusqu'à disparation des symptômes.

En lieu et place du mélange d'huiles essentielles, on peut opter pour de la crème à la propolis à 10 %. À appliquer localement 3 à 4 fois par jour jusqu'à disparation des symptômes.

FLEURS DE BACH ET ÉLIXIRS FLORAUX

Si l'herpès survient suite à un choc émotif, on prendra 2 gouttes de **Star of Bethlehem** (Ornithogale en ombelle) diluées dans un peu d'eau, 3 ou 4 fois par jour, pendant 8 à 21 jours.
On peut aussi prendre sur le champ du **Rescue** (Remède de secours), 4 gouttes pures ou diluées dans un peu d'eau puis deux autres prises à quelques heures d'intervalle.

Herpès labial (voir Bouton de fièvre)

Hyperacidité (voir Brûlures d'estomac)

Hypertension

L'hypertension consiste en une pression sanguine trop élevée dans les artères. Ses conséquences peuvent être dramatiques tant sur le cœur, le cerveau que sur les reins, les yeux, etc. En plus du traitement médical, une hygiène de vie saine (se reporter à la section *Renforcer sa santé*, p. 27) et l'apport de certaines plantes vont aider à réguler la situation.

PHYTOTHÉRAPIE

Infusion

Préparer ou faire préparer en herboristerie le mélange suivant de plantes finement ciselées en quantités égales :

Olivier (feuilles)
Mélisse (feuilles)
Aubépine (fleurs et feuilles)
Tilleul (fleurs)
Souci des jardins (fleurs)

- Mettre 1 cuil. à dessert de plantes par tasse à thé d'eau froide (200 ml environ).
- Porter à ébullition.
- Laisser infuser 7 minutes environ. Filtrer.
- Boire 2 à 3 tasses par jour pendant 21 jours.
- À renouveler selon besoin.

+

AROMATHÉRAPIE

Chaque fois que le cœur bat trop fort ou que « ça serre », penser à appliquer une goutte d'huile essentielle de ylang-

ylang *(Cananga odorata)* sur la face interne d'un de vos poignets et à la respirer profondément.

Infections vaginales (voir Vaginites)

Insomnie

Difficultés d'endormissement, troubles de maintien du sommeil avec parfois un réveil précoce, voilà le tableau de l'insomnie qui touche un grand nombre de personnes aujourd'hui. Il s'agit d'une expérience subjective puisque l'insomnie consiste en un sommeil considéré comme insuffisant ou non réparateur. Ses causes sont multiples : circonstances particulières (conflits, soucis, cycles lunaires, par exemple), alimentation trop lourde le soir, chambre trop chauffée, excès de travail intellectuel, ruminations, peur de la nuit ou de la solitude, causes organiques ou physiologiques (troubles hépatiques, hypoglycémie ou préménopause, par exemple), état dépressif, notamment.

Bien dormir consiste d'abord à préparer sa nuit en respectant une hygiène de veille et de sommeil : avoir une activité physique suffisante le jour, ne pas boire d'excitants ni manger trop lourd ou trop énergétique le soir, éviter les longues stations devant écran avant de se coucher, aller au lit à des heures régulières, faire le noir dans la chambre pour favoriser l'action de la mélatonine, aérer la chambre avant de s'endormir, et pourquoi pas prendre un temps d'introspection constructive et de reconnaissance pour la journée qui vient de s'écouler. Une fois cela posé, les plantes vont nous aider à tomber dans les bras de Morphée plus aisément !

PHYTOTHÉRAPIE

Infusion

• Préparer ou faire préparer en herboristerie le mélange de plantes finement ciselées suivant :

Mélisse (feuilles)	10 g
Tilleul (fleurs)	30 g
Serpolet (sommités fleuries)	40 g
Monarde (fleurs et feuilles)	10 g
Passiflore (fleurs)	30 g

• Mettre 1 cuil. à dessert de plantes par tasse à thé d'eau (200 ml environ).
• Laisser infuser 5 minutes. Filtrer.
• Boire 2 à 3 tasses à thé par jour, dont 1 en fin d'après-midi et 1 en fin de soirée, pendant 21 jours.
• À renouveler selon besoin.

Ces plantes vont apporter détente et relaxation en agissant tant sur le système nerveux que sur le système digestif.

En lieu et place de l'infusion, vous pouvez opter pour le Grand Élixir Biofloral Détente, Sommeil, Relaxation. Suivre la posologie indiquée sur l'emballage.

Si l'insomnie est induite par un état dépressif
Prendre aussi de l'alcoolature (ou teinture-mère) de millepertuis. Posologie : 20 à 30 gouttes le matin, en fin d'après-midi et en fin de soirée, dans un peu d'eau.

Si l'insomnie survient en période de préménopause

PHYTOTHÉRAPIE

Prendre pendant 21 jours l'infusion ou l'élixir venant d'être cités, faire une pause de 7 jours et poursuivre pendant 21 autres jours avec l'infusion suivante (les plantes sont en quantités égales) :

Achillée millefeuille (sommités fleuries)
Alchémille (partie aérienne)
Passiflore (fleurs)
Sauge (feuilles)
Noisetier (feuilles)

- Mettre 1 cuil. à dessert de plantes par tasse à thé d'eau (200 ml environ).
- Laisser infuser 5 à 7 minutes. Filtrer.
- Boire 2 à 3 tasses par jour.

L'achillée millefeuille, l'alchémille et la sauge vont équilibrer le système hormonal. La passiflore agit spécifiquement sur le système nerveux et le noisetier favorise une bonne circulation sanguine.
Cette infusion est véritablement un cadeau du Ciel fait aux femmes. Je constate depuis plus de douze ans son action remarquable.

+

AROMATHÉRAPIE

Pour favoriser la détente et le sommeil

HV d'amande douce .... 15 ml
HV de jojoba .... 15 ml
HE de camomille romaine *(Anthemis nobilis)* .... 5 gouttes
HE de lavande vraie *(Lavandula angustifolia)* .... 5 gouttes
HE de mandarine *(Citrus reticulata)* .... 10 gouttes

• En massage bien-être, appliquer un peu de cette huile de soin sur le plexus solaire et/ou le long de la colonne vertébrale et/ou sur la plante des pieds, matin et soir, selon besoin.

• En diffusion atmosphérique

Mélange à parts égales de :
HE de bergamote *(Citrus bergamia)* ;
HE de lavande vraie *(Lavandula angustifolia)* ;
HE d'orange douce *(Citrus sinensis)*.

À diffuser 3 fois 10 minutes dans la journée, selon besoin.

FLEURS DE BACH ET ÉLIXIRS FLORAUX

White Chestnut (Marronnier blanc) et **Impatiens** (Balsamine) seront de précieux alliés pour ceux qui souffrent d'insomnies dues à des pensées récurrentes.
Red Chestnut (Marronnier rouge) pour ceux dont les soucis pour les proches éloignent le sommeil.
Aspen (Tremble) et **Rock Rose** (Hélianthème) pour les angoisses sans raison précise avant de se coucher.
Mimulus (Mimule) pour les peurs précises qui empêchent de s'endormir.
Vervain (Verveine) en cas d'agitation faisant se tourner et se retourner dans le lit.
2 gouttes de chaque élixir choisi, dans un peu d'eau, 2 à 3 fois par jour pendant 21 jours.

Enfin, **Rescue** (Remède de secours) sera utile chaque fois que l'on se sent prêt à « craquer » à cause de l'insomnie. 4 gouttes dans un verre d'eau, si besoin.

ou

Le complexe Biofloral Relaxation, Antistress est également intéressant lorsque l'on ne connait pas les élixirs floraux car il couvre plusieurs situations empêchant de dormir. Suivre la posologie indiquée sur l'emballage.

Insuffisance veineuse

Sous le vocable « Insuffisance veineuse », on regroupe les sensations de jambes lourdes, les varicosités et les varices dont souffrent nombre de personnes, les femmes principalement. Hygiène de vie adaptée et plantes vont nettement soulager ces troubles et éviter leur aggravation.

PHYTOTHÉRAPIE

Infusion

Préparer ou faire préparer en herboristerie le mélange suivant de plantes en quantités égales :

Vigne rouge (feuilles)
Prêle (tige stérile)
Achillée millefeuille (sommités fleuries)
Noisetier (feuilles)
Fumeterre (parties aériennes fleuries)
Menthe ou Verveine (quelques feuilles pour améliorer le goût)

- Mettre 1 cuil. à dessert de plantes par tasse à thé d'eau (200 ml environ).
- Laisser infuser 5 à 7 minutes. Filtrer.
- Boire 2 à 3 tasses à thé par jour, pendant 21 jours.
- À renouveler selon besoin.

La vigne rouge est un tonique veineux, la prêle – riche en silice – renforce la résistance des vaisseaux sanguins, l'achillée millefeuille est vasoconstrictrice et décongestionnante, le noisetier est vasoconstricteur et tonique veineux, la fumeterre est dépurative et fluidifiante du sang.

En lieu et place de l'infusion, vous pouvez choisir le Grand Élixir Biofloral Circulation, Digestion, Bien-être. Suivre la posologie indiquée sur l'emballage.

+

AROMATHÉRAPIE

Mélange d'huiles essentielles

Composer ou faire composer en herboristerie l'huile de soins suivante :

Huile végétale de noisette..........30 ml
Macération huileuse de souci des jardins..........30 ml
HE de lentisque pistachier *(Pistacia lentiscus)*..........5 gouttes
HE d'hélichryse italienne *(Helichrysum italicum)*..........5 gouttes
HE de géranium rosat *(Pelargonium x asperum)*..........5 gouttes
HE de ciste ladanifère *(Cistus ladaniferum)*..........5 gouttes
HE de lavande vraie *(Lavandula angustifolia)*..........5 gouttes

• Appliquer en massage léger remontant sur le bas des jambes, 1 ou 2 fois par jour, sur du long terme.

L'huile végétale de noisette et les huiles essentielles retenues agissent favorablement sur la circulation sanguine. La macération huileuse de souci des jardins adoucit et nourrit la peau fragilisée par les varices.

L'été, pour une sensation moins « huileuse », plus fraîche, vous pouvez remplacer l'huile végétale de noisette et la macération huileuse de souci des jardins par du gel de silice qui renforce la tonicité des tissus cutanés

+

FLEURS DE BACH ET ÉLIXIRS FLORAUX

Les problèmes veineux signant souvent des difficultés à exprimer et vivre nos envies ou désirs de bonheur, le mélange suivant devrait se révéler un précieux soutien : **Gentian** (Gentiane) + **Water Violet** (Violette d'eau) + **Wild Rose** (Églantier).

• 2 gouttes de chaque remède dans un peu d'eau, 2 à 3 fois par jour, pendant 21 jours.

+

COMPLÉMENTS

Le pollen contient de la rutine qui augmente la résistance des vaisseaux sanguins. Penser à en faire des cures de 21 jours, 2 fois par an environ. Pour les personnes au système digestif hypersensible, faire tremper le pollen (1 cuil. à café) dans un peu d'eau la veille au soir et consommer le lendemain matin en mâchant soigneusement.
On pourra également faire des cures de solution buvable d'Ortie-Silice (Biofloral) selon la même durée et la même fréquence. La silice permet de conserver l'élasticité et la tonicité des vaisseaux sanguins.
Enfin le Pycnogénol, qui contient un extrait d'écorce de pin maritime des Landes, est lui aussi une valeur sûre dans le confort circulatoire.

ET AUSSI...

Il est très important d'éviter l'excès de poids et les stations debout prolongées. On renoncera aux ceintures trop serrées à la taille. La pratique régulière de la marche est la meilleure façon de prévenir la formation de varices et d'empêcher que la situation empire si elles sont déjà formées. Il convient également de régulariser le transit intestinal car la constipation aggrave les varices. Pour cela, il convient de revoir son hygiène de vie. Les conseils donnés dans la section *Renforcer sa santé* (p. 27) de cet ouvrage vous seront utiles pour aller dans ce sens.

Intestin irritable (voir Colite)

Irritabilité

Qu'il s'agisse de sautes d'humeur récurrentes ou d'un épisode d'irritabilité dû à la fatigue, au stress ou à un déséquilibre hormonal, ce trouble n'est plaisant ni pour celui qui le vit ni pour ses proches. Les plantes vont aider à se détendre et les élixirs floraux vont permettre de retrouver un équilibre émotionnel.

PHYTOTHÉRAPIE

Infusion

• Préparer ou faire préparer en herboristerie le mélange de plantes suivant en quantités égales :

Aubépine (fleurs et feuilles)
Coquelicot (pétales)
Serpolet (sommités fleuries)
Lavande (fleurs)
Matricaire (fleurs)
Mélisse (feuilles)
Passiflore (fleurs)

• Mettre 1 cuil. à dessert de plantes par tasse à thé d'eau (200 ml environ).
• Laisser infuser 5 minutes. Filtrer.
• Boire 1 tasse le matin, 1 en fin de journée et 1 autre avant le coucher.
• Cure de 21 jours, à renouveler selon besoin.

Ces plantes favorisent la relaxation, apaisent les tensions et procurent donc bien-être et détente.

ou

Grand Élixir Biofloral Détente, Sommeil, Relaxation. Suivre la posologie indiquée sur l'emballage.

Si l'irritabilité survient en période de préménopause
Prendre pendant 21 jours une des deux préparations précédentes, faire une pause de 7 jours et poursuivre pendant 21 autres jours avec l'infusion suivante (les plantes sont en quantités égales) :

Achillée millefeuille (sommités fleuries)
Alchémille (partie aérienne)
Passiflore (fleurs)
Sauge (feuilles)
Noisetier (feuilles)

• Mettre 1 cuil. à dessert de plantes par tasse à thé d'eau (200 ml environ).
• Laisser infuser 5 à 7 minutes. Filtrer.
• Boire 2 à 3 tasses à thé par jour.

L'achillée millefeuille, l'alchémille et la sauge vont équilibrer le système hormonal. La passiflore agit spécifiquement sur le système nerveux et le noisetier favorise une bonne circulation sanguine.
Cette infusion est véritablement un cadeau du Ciel fait aux femmes. Je constate depuis plus de douze ans son action remarquable.

+

AROMATHÉRAPIE

Mélange d'huiles essentielles

HV d'amande douce et/ou HE de jojoba ....30 ml
HE de camomille romaine *(Anthemis nobilis)*.........................5 gouttes
HE de lavande vraie *(Lavandula angustifolia)*..........................5 gouttes
HE de mandarine *(Citrus reticulata)*.....................................10 gouttes

• En massage bien-être sur le plexus solaire et/ou le long de la colonne vertébrale et/ou sur la plante des pieds, matin et soir.

• En diffusion atmosphérique
Mélange à parts égales d'huiles essentielles de bergamote *(Citrus bergamia)*, de lavande vraie *(Lavandula angustifolia)* et d'orange douce *(Citrus sinensis)*.
À diffuser 3 fois 10 minutes dans la journée.

+

FLEURS DE BACH ET ÉLIXIRS FLORAUX

Voici des élixirs floraux correspondant à des états d'âme négatifs pouvant être à l'origine de l'irritabilité.

Cherry Plum (Prunier myrobolan) : pulsions de pensées ou d'actes incontrôlés et destructeurs.
Impatiens (Balsamine) : impatient et pressé en toute chose, n'accepte pas les contraintes.
Holly (Houx) : sentiment de jalousie, de colère, de suspicion et de revanche.
Willow (Saule) : amertume, ressentiment, sentiment d'injustice et d'insatisfaction.

Chicory (Chicorée) : possessif, protecteur à l'excès avec le besoin de contrôler l'entourage.
Rock Water (Eau de roche) : strict et dur avec soi-même, puriste et avide de perfection.
• Prendre 2 gouttes dans un peu d'eau de chaque élixir choisi, 2 à 3 fois par jour, pendant 21 jours.
À renouveler selon besoin.

+

COMPLÉMENTS

Il est important de souligner que les personnes « à vif » nerveusement ne doivent pas être « endormies » par des médicaments calmants mais qu'il convient plutôt de les revitaliser et de les reminéraliser à l'aide de plantes, de vitamines et d'oligo-éléments car leur système nerveux est grandement mis à l'épreuve. On pensera donc à donner (en suivant la posologie indiquée sur l'emballage) :
• Silice organique et naturelle buvable (à base d'ortie si possible), sérum de Quinton[1] ou spiruline – pour reminéraliser.
• Gelée royale, vitamine C naturelle ou Grand Élixir Biofloral Concentration, Mémoire, Vitalité pour revitaliser.
• Extraits de plantes fraîches d'éleuthérocoque ou de rhodiola rosea, par exemple, pour que l'organisme gère mieux le stress.

1. Le sérum de Quinton ne convient pas aux personnes souffrant d'hypertension artérielle.

Irritation oculaire (voir Conjonctivite)

Jambes lourdes (voir Insuffisance veineuse)

Laryngite (voir Angine)

Libido faible

L'union des corps et des âmes est une grâce infinie qui se nourrit de la tendresse tissée au sein du couple. Or, il arrive que le désir vacille. Les plantes ne vont pas nous aider à renouveler un couple qui s'est usé, ni à panser les blessures qui ont fini par éroder l'amour. En revanche, elles seront de précieuses alliées lorsque la fatigue, le stress ou les dérèglements hormonaux nous donnent moins envie de célébrer cette union si précieuse.

PHYTOTHÉRAPIE

Infusion

• Préparer ou faire préparer en herboristerie le mélange de plantes suivant :

Angélique (racines) .... 10 g
Aunée (racines) .... 10 g
Gentiane (racines) .... 5 g
Gingembre (rhizomes) .... 20 g
Romarin (sommités fleuries) .... 30 g
Ortie piquante (feuilles) .... 20 g
Thym (sommités fleuries) .... 25 g

• Écraser au mortier les racines et les rhizomes avant de placer les plantes dans l'eau froide à raison de 1 cuil. à dessert de plantes pour une tasse à thé d'eau froide (200 ml environ).
• Porter à ébullition 2 minutes.
• Retirer du feu et laisser infuser 5 minutes. Filtrer.
• Boire 2 tasses à thé d'infusion par jour pendant 21 jours.
• À renouveler selon besoin après un arrêt de quelques jours.
Ces plantes sont tonifiantes et stimulantes.

L'élixir suivant est également intéressant et peut être pris en alternance avec la tisane précédente :

1 petit bout d'écorce ou un peu de poudre de cannelle
1 petit bout de rhizome ou un peu de poudre de gingembre
1 clou de girofle
1 soupçon d'eau florale (hydrolat) de rose
Miel d'acacia, selon le goût de chacun

• Placer la cannelle, le gingembre et le clou de girofle dans l'équivalent d'une tasse de thé d'eau froide (environ 200 ml).
• Porter à ébullition et maintenir de légers bouillons pendant 5 minutes environ.
• Laisser infuser une dizaine de minutes en couvrant la casserole.
• Filtrer. Ajouter l'eau de rose et le miel avant de déguster.
Cette boisson pourrait s'appeler « Élixir d'amour ».

Les Grands Élixirs Biofloral Concentration, Mémoire, Vitalité ou Circulation, Digestion, Bien-être peuvent être pris en lieu et place des mélanges de plantes précités. Suivre la posologie indiquée sur les emballages.

Pour les femmes

La tisane suivante se révèle aussi très utile.

• Préparer ou faire préparer en herboristerie, le mélange de plantes suivant, en quantités égales. Vous pourrez la prendre en alternance avec la première tisane :

Achillée millefeuille (sommités fleuries)
Alchémille (partie aérienne)
Passiflore (fleurs)
Sauge (feuilles)
Noisetier (feuilles)

• Mettre 1 cuil. à dessert de plantes par tasse à thé d'eau (200 ml environ).
• Laisser infuser 5 à 7 minutes. Filtrer.
• Boire 2 à 3 tasses à thé par jour, pendant 2 jours.

L'achillée millefeuille, l'alchémille et la sauge vont équilibrer le système hormonal. La passiflore agit spécifiquement sur le système nerveux et le noisetier favorise une bonne circulation sanguine.

+

AROMATHÉRAPIE

Pour vous détendre

Vous pouvez de temps en temps vous masser le plexus solaire et/ou la plante des pieds avec des huiles essentielles relaxantes comme celle de mandarine *(Citrus reticulata)*, de marjolaine *(Origanum majorana)* et de petit grain bigarade *(Citrus aurantium ssp aurantium)*, à raison de

2 gouttes de chaque HE préalablement diluées dans une dizaine de gouttes d'huile végétale.

Pour éveiller vos sens
Vous pouvez de temps en temps masser le bas de votre dos avec des huiles essentielles comme celle de bois de rose *(Aniba rosaeodora)*[1], d'ylang-ylang *(Cananga odorata)* et de gingembre *(Zingiber officinale)*, à raison d'1 goutte de chaque HE préalablement diluées dans une dizaine de gouttes d'huile végétale.

+

FLEURS DE BACH ET ÉLIXIRS FLORAUX

Olive (Olivier) : en cas d'épuisement physique et mental.
Amandier : pour plus de joie de vivre et de vitalité, pour l'éternelle jeunesse de l'âme.
• 2 gouttes de chaque élixir choisi dans un peu d'eau, 2 ou 3 fois par jour pendant 21 jours.
À renouveler selon besoin.

Pour les hommes plus spécifiquement
Larch (Mélèze) : manque de confiance en soi et peur de l'échec.
Gentian (Gentiane): pour retrouver force et courage lorsque l'on se sent déstabilisé suite à un échec.
Gorse (Ajonc): pour retrouver espoir lorsque le découragement et la résignation se sont installés.
• 2 gouttes de chaque élixir choisi dans un peu d'eau, 2 ou

1. Attention à utiliser cette huile essentielle avec parcimonie car la production a raréfié l'arbre d'origine, aujourd'hui protégé.

3 fois par jour, pendant 21 jours. À renouveler selon besoin.

Pour les femmes plus spécifiquement
Walnut (Noyer) : pour mieux vous adapter aux changements de tout ordre (premières règles, période post-grossesse, ménopause).
Star of Bethlehem (Ornithogale en ombelle) : pour faire le deuil de l'avant, et pouvoir ainsi s'éprendre du jour neuf, faire de chaque jour une création nouvelle, notamment pour les femmes en période de ménopause.
Cognassier : pour l'épanouissement des qualités féminines.
• 2 gouttes de chaque élixir choisi dans un peu d'eau, 2 à 3 fois par jour, pendant 21 jours. À renouveler selon besoin.

COMPLÉMENTS

De bons alliés pour aider à retrouver une vie pleinement épanouie :
• Silice organique et naturelle buvable (à base d'ortie si possible), sérum de Quinton[1] ou spiruline pour reminéraliser.
• Gelée royale ou vitamine C naturelle pour revitaliser.
• Extraits de plantes fraîches d'éleuthérocoque ou de rhodiola rosea pour que l'organisme gère mieux le stress. Suivre la posologie indiquée sur les emballages.

1. Le sérum de Quinton ne convient pas aux personnes souffrant d'hypertension artérielle.

MAGNÉTOTHÉRAPIE

J'ai évoqué précédemment l'utilité des aimants pour magnétiser l'eau et potentialiser ainsi ses effets drainants et hydratants. Mais ils ont bien d'autres applications dont le rééquilibrage énergétique. Ils contribuent alors à la bonne circulation de notre énergie vitale et donc à notre bien-être, à notre vitalité et à notre santé. Le principe est très simple puisqu'il s'agit de poser nos deux mains ou nos deux pieds sur des *magnets* (de type Auris, voir p. 280) pendant 10 à 20 minutes chaque fois que nous le souhaitons. Ces séances vont vous ravir tant vous aurez l'impression d'être non seulement défatigué mais régénéré.

ET AUSSI...

Enfin, je ne saurais trop vous recommander de lire l'ouvrage si délicat du Dr Gérard Leleu, *Le traité des caresses*[1]. Il nous rappelle combien la tendresse est au cœur même de la relation amoureuse.

Lumbago (voir Mal de dos)

1. J'ai lu, 2003.

Mal de dos

Sous le vocable « mal de dos » se cachent bien des douleurs que les plantes peuvent prendre en charge de manière globale.

PHYTOTHÉRAPIE

Infusion

• Préparer ou faire préparer en herboristerie le mélange de plantes suivant en quantités égales :

Cassis (feuilles)
Reine-des-prés (sommités fleuries)
Frêne (feuilles)
Prêle (tige stérile)
Lavande (fleurs)

• Mettre 1 cuil. à dessert de plantes par tasse à thé d'eau (200 ml environ).
• Laisser infuser 5 à 7 minutes. Filtrer.
• Boire 2 à 3 tasses à thé par jour, jusqu'à disparition de la douleur.

Le cassis, la reine-des-prés, le frêne et la lavande vont notamment calmer la douleur. La prêle, pour sa part, est reminéralisante.

+

AROMATHÉRAPIE

Préparer ou faire préparer en herboristerie l'huile de soin suivante :

Macération huileuse de millepertuis (sur base d'huile d'olive).......30 ml
Macération huileuse d'arnica...30 ml
HE d'eucalyptus citronné *(Eucalyptus citriodora)* ....30 gouttes

HE de romarin camphré *(Rosmarinus officinalis CT camphre)* 20 gouttes
HE de lavande vraie *(Lavandula angustifolia)*........................40 gouttes

• Masser la zone douloureuse avec une petite quantité de cette huile de soin, 2 ou 3 fois par jour, jusqu'à nette amélioration.
La macération d'arnica est remarquable pour calmer les douleurs musculaires, tendineuses et articulaires. Celle de millepertuis est anti-inflammatoire et antalgique ; elle agit même en cas de hernie discale. Les huiles essentielles choisies sont elles aussi anti-inflammatoires et antalgiques.

+

FLEURS DE BACH ET ÉLIXIRS FLORAUX

Pissenlit : je l'ajoute à toutes mes huiles de soin destinées aux douleurs musculaires, tendineuses et articulaires. Il a un effet décontracturant au plan physique et libérateur au plan mental. Cette synergie en fait une pure merveille. En ajouter 4 gouttes au flacon d'huile de soins présentée ci-dessus.
Impatiens (Balsamine) : pour les douleurs en lien avec les nerfs, comme la sciatique. 2 gouttes dans un peu d'eau, 3 ou 4 fois par jour, jusqu'à disparition des symptômes.

+

HOMÉOPATHIE

Je remarque depuis de nombreuses années que l'action conjuguée d'**Arnica montana 9 CH** et d'**Hypericum perforatum 9 CH** soulage vraiment les maux de dos. On prendra 3 granules de chaque, 2 ou 3 fois par jour, jusqu'à nette amélioration.

+

MAGNÉTOTHÉRAPIE

L'action antalgique des aimants est remarquable sur les maux de dos. On pensera donc aux magnets (de type Auris) pour une utilisation ponctuelle ou à des aimants de plus petite taille à laisser en place jusqu'à disparition des douleurs. Des détails sur la magnétothérapie sont fournis en début d'ouvrage (voir p. 25).

+

COMPLÉMENTS

Si le mal de dos survient après 50 ans, il convient également de prendre en compte le risque de déminéralisation, surtout chez la femme. Dans ce cas, on pensera à faire des cures de silice organique et naturelle buvable (à base d'ortie si possible), pendant 21 jours et à renouveler selon besoin après un arrêt d'une dizaine de jours.

ET AUSSI...

Pour éviter autant que possible les maux de dos, on pensera à adopter les postures justes dans la vie quotidienne (ne pas croiser les jambes en position assise, ne pas « tordre » le buste en écrivant, veiller à une position confortable devant les écrans, etc.). Une bonne literie est aussi un point à respecter. Enfin, pratiquer une gymnastique douce qui renforce la ceinture abdominale permet un meilleur maintien du dos, ce qui prévient ou diminue les douleurs.

Mal de gorge (voir Angine)

Mal de tête (voir Céphalées)

Mal des transports

Que l'on soit enfant ou adulte, le mal des transports est une véritable calamité. Les soins naturels vont se décliner en plusieurs actions pour améliorer la situation.

HOMÉOPATHIE

Petroleum 5 CH + Tabacum 5 CH + Cocullus 5 CH

• 3 granules de chaque, avant le départ et toutes les 2 heures pendant la totalité du voyage.

ou

Si les résultats ne sont pas probants avec ces remèdes renommés, essayer :

Nux vomica 5 CH

• 3 granules, avant le départ et une autre fois pendant le trajet si nécessaire.

+

AROMATHÉRAPIE

Trois huiles essentielles sont précieuses en cas de mal de transport : la camomille romaine *(Anthemis nobilis)*, la menthe poivrée *(Mentha piperata)* et le gingembre *(Zingiber officinale)*. On choisira celle dont l'odeur nous attire. On peut aussi en mélanger deux, par exemple camomille romaine et menthe poivrée.

• Imprégner un coton de 2 gouttes de chaque huile essentielle choisie.

• Le placer dans la voiture, à l'entrée d'une ouïe de ventilation, par exemple.

Il existe également de petits sacs emplis de fleurs séchées auxquels vous pouvez ajouter les mêmes gouttes d'huile essentielle, ou même des diffuseurs spécialement conçus pour les automobiles.

FLEURS DE BACH ET ÉLIXIRS FLORAUX

Pour agir sur le stress et la crainte des transports qui occasionnent souvent les symptômes.

Rock Rose (Hélianthème) et **Scleranthus** (Scléranthe)

• 2 gouttes de chaque élixir floral dans très peu d'eau juste avant le départ.

On rappellera que les élixirs floraux ne soignent pas les troubles physiques mais les états émotionnels ayant induit la maladie. Toutefois, la pratique montre, par exemple, que **Scleranthus** (Scléranthe annuelle) agit souvent de manière remarquable sur le mal des transports. En effet, cet élixir floral s'adresse aux personnes hésitant entre plusieurs choix. Or, par analogie avec ce balancement, il convient aussi à celles qui sont malades lors des transports.

Quant à savoir si l'on sera moins malade en voyageant l'estomac vide ou un peu rempli, seule l'expérience vous donnera la réponse, chaque individu réagissant différemment.

Mauvaise haleine (voir Halitose)

Mémoire, Troubles de (voir Concentration, troubles de la)

Ménopause

La vie est une succession d'étapes qui nous apporte chacune son lot d'expériences à la richesse insoupçonnable. Après avoir été en mesure de perpétuer la vie, après s'être affairée pour sa famille, la femme entre – vers 50 ans – dans une nouvelle phase de son existence où elle a du temps pour elle et une maturité qui rime souvent avec sérénité. Mais avant de connaître cette sérénité, cette période l'inquiète généralement car elle a l'impression d'entrer dans le grand âge, de n'être plus désirable puisque plus en mesure d'enfanter, etc. Quelle incroyable méprise ! Seules les femmes peuvent dire aux autres qu'il n'en est rien, mieux encore le leur montrer. Toutes celles que nous croisons épanouies, rayonnantes, sûres d'elles et sereines, libres et si belles sont l'antidote à nos craintes infondées. Une fois encore, les plantes vont nous aider à vivre au mieux cette nouvelle expérience.

PHYTOTHÉRAPIE

Infusion

• Préparer ou faire préparer en herboristerie l'infusion suivante en quantités égales :

Achillée millefeuille (sommités fleuries)
Alchémille (partie aérienne)
Passiflore (fleurs)
Sauge (feuilles)
Noisetier (feuilles)

• Mettre 1 cuil. à dessert de plantes par tasse à thé d'eau (200 ml environ).
• Laisser infuser 5 à 7 minutes. Filtrer.
• Boire 2 ou 3 tasses à thé par jour pendant 21 jours.
• À renouveler selon besoin.

L'achillée millefeuille, l'alchémille et la sauge vont équilibrer le système hormonal dont dépendent le sommeil et l'humeur mais aussi la qualité de la peau et des muqueuses, d'où son importance pour remédier aux problèmes de sécheresse vaginale et aux bouffées de chaleur, par exemple. La passiflore agit spécifiquement sur le système nerveux et le noisetier favorise une bonne circulation sanguine.

Vous pouvez ajouter à cette tisane du macérat-mère glycériné de framboisier, régulateur de la fonction ovarienne, ainsi que des capsules d'huile d'onagre, de bourrache ou d'argousier, pour la qualité de la peau et des muqueuses, le tout en cures à renouveler.

+

FLEURS DE BACH ET ÉLIXIRS FLORAUX

Walnut (Noyer) pour mieux vous adapter aux changements.
Star of Bethlehem (Ornithogale en ombelle) pour faire le deuil de l'avant, et pouvoir ainsi s'éprendre du jour neuf, faire de chaque jour une création nouvelle.
Iris pour laisser votre créativité s'épanouir.
Amandier pour plus de joie de vivre et de vitalité, pour l'éternelle jeunesse de l'âme.
Cognassier pour l'épanouissement des qualités féminines.
• 2 gouttes de chaque élixir choisi, dans un peu d'eau, 2 ou 3 fois par jour, pendant 21 jours.

+

COMPLÉMENTS

Les complexes de vitamines-minéraux-antioxydants naturels sont une aide non négligeable pour ne pas dire indispensable. Ils augmentent les apports fournis par la nourriture, augmentation bienvenue puisqu'elle va renforcer notre organisme et notre psychisme.

+

MAGNÉTOTHÉRAPIE

J'ai évoqué précédemment l'utilité des aimants pour magnétiser l'eau et potentialiser ainsi ses effets drainants et hydratants (p. 25). Mais ils ont bien d'autres applications, dont le rééquilibrage énergétique. Ils contribuent alors à la bonne circulation de notre énergie vitale et donc à notre bien-être, à notre vitalité et à notre santé. Le principe est très simple puisqu'il s'agit de poser nos deux mains ou nos deux pieds sur des *magnets* (de type Auris, voir p. 280) pendant 10 à 20 minutes chaque fois que nous le souhaitons. Ces séances vont vous ravir tant vous aurez l'impression d'être non seulement défatiguée mais régénérée.

+

AROMATHÉRAPIE

Vous pouvez également vous masser le plexus solaire et/ou la plante des pieds avec des huiles essentielles relaxantes comme la mandarine *(Citrus reticulata)*, la marjolaine *(Origanum majorana)* et le petit grain bigarade *(Citrus aurantium ssp aurantium)*, à raison de quelques gouttes préalablement diluées dans de l'huile végétale.

Enfin, si cela est possible, offrez-vous 1 ou 2 ml d'huile essentielle de rose de Damas *(Rosae damascena)* et placez-en 1 goutte de temps en temps entre vos seins pour le plaisir d'être femme encore et toujours.

Désir et union des corps

Si nos attentes amoureuses se transforment au fil des années, le désir de l'autre ne disparaît pas pour autant. Et fort heureusement d'ailleurs car, à tout âge, l'Éros participe à notre équilibre, à notre bonheur.
Pour trouver votre compagnon encore plus attirant, vous pouvez masser le bas de votre dos avec le mélange suivant :

HV de jojoba .... 30 ml
HE de bois de rose *(Aniba rosaeodora)*[1] .... 3 gouttes
HE de gingembre *(Zingiber officinale)* .... 3 gouttes
HE d'ylang-ylang *(Cananga odorata)* .... 3 gouttes

Vous pouvez aussi préparer l'élixir suivant :

1 petit bout d'écorce ou un peu de poudre de cannelle
1 petit bout de rhizome ou un peu de poudre de gingembre
1 clou de girofle
1 soupçon d'eau florale (hydrolat) de rose
Miel d'acacia (selon le goût de chacun)

- Placer la cannelle, le gingembre et le clou de girofle dans une casserole contenant l'équivalent d'une tasse à thé d'eau froide (environ 200 ml).
- Porter à ébullition et maintenir de légers bouillons pendant 5 minutes environ.
- Laisser infuser une dizaine de minutes en couvrant la casserole.
- Filtrer, ajouter l'eau de rose et le miel avant de déguster.

ET AUSSI...

Enfin, je ne saurais trop vous recommander de lire l'ouvrage si délicat du Dr Gérard Leleu, *Le traité des caresses*[2]. Il nous rappelle combien la tendresse est au cœur même de la relation amoureuse.

1. Attention, utiliser cette huile essentielle avec parcimonie car la production a raréfié l'arbre d'origine, aujourd'hui protégé.
2. J'ai lu, 2003.

Migraines (voir Céphalées)

Mycoses buccales/digestives

Autrement appelée *Candidose*, cette affection est liée au développement anarchique d'un champignon naturellement présent dans notre tube digestif. Il occasionne de nombreux troubles, dont des perturbations digestives, des infections urinaires ou génitales à répétition, des allergies et de la fatigue. Comme toujours, les soins naturels vont se décliner en plusieurs versions.

PHYTOTHÉRAPIE

On commencera par une tisane calmante et adoucissante des muqueuses et du système nerveux, à préparer ou à faire préparer en herboristerie.

Infusion

Serpolet (sommités fleuries)	20 g
Anis vert (semences)	20 g
Verveine odorante (feuilles)	20 g
Fenouil (semences)	10 g
Souci des jardins (fleurs)	10 g
Mélisse (feuilles)	10 g
Menthe poivrée (feuilles)	5 g

- Mettre 1 cuil. à dessert de ce mélange par tasse à thé d'eau (environ 200 ml).
- Laisser infuser 7 à 10 minutes. Filtrer.
- Boire 1 tasse au déjeuner et 1 au dîner, pendant 21 jours.
- À renouveler.

Le serpolet, la mélisse et la verveine vont favoriser la

digestion et aider à la détente. Le fenouil, l'anis vert et la menthe poivrée vont agir sur les spasmes digestifs et l'élimination des gaz. Quant au souci des jardins, il adoucit le tube digestif.

+

AROMATHÉRAPIE

Mélange d'huiles essentielles

Les huiles essentielles, quant à elles, vont aider à la disparition du champignon. Préparer ou faire préparer en herboristerie le mélange suivant :

HE de palmarosa *(Cymbopogon martinii var. motia)*........................3 ml
HE d'arbre à thé *(Melaleuca alternifolia)*..3 ml
HE de thym à thujanol *(Thymus officinalis CT thujanol)*..................3 ml

- Avaler 2 gouttes de ce mélange sur de la mie de pain ou dans un peu d'huile d'olive, 3 fois par jour, pendant 8 jours.
- De plus, si la mycose est également buccale, verser 3 gouttes de ce mélange dans un peu d'eau tiède et procéder à un bain de bouche le matin et à un autre le soir, pendant 8 jours environ.

+

COMPLÉMENTS

La prise de pré- et probiotiques pendant 8 jours environ viendra renforcer la flore intestinale.
Suivre la posologie indiquée sur l'emballage.

ET AUSSI...

Une fois les traitements terminés, pensez à renforcer votre immunité afin d'éviter les récidives de mycoses. Pour cela, vous pouvez opter pour des cures d'échinacée et de thym sous forme d'extraits de plantes fraîches, par exemple. Vous pouvez aussi choisir des préparations telles que le Grand Élixir Biofloral Circulation, Digestion, Bien-être ou le Grand Élixir Biofloral Protection, Défenses naturelles, Résistance. Suivre la posologie indiquée sur les emballages.

Mycoses (cutanées, unguéales, du pied)

Les mycoses cutanées ou unguéales sont dues à des champignons microscopiques. Les plantes les prennent en charge de la même façon.

AROMATHÉRAPIE

Les huiles essentielles, appliquées localement, vont aider à la disparition du champignon. Pour cela, préparer ou faire préparer en herboristerie, l'huile de soin suivante :

Macération huileuse de souci des jardins....................................30 ml
HE de palmarosa *(Cymbopogon martinii var. motia)*........................1 ml
HE d'arbre à thé *(Melaleuca alternifolia)*..1 ml
HE de thym à thujanol *(Thymus officinalis CT thujanol)*..................1 ml

• Appliquer quelques gouttes du mélange 3 fois par jour sur la zone de la mycose pendant environ 20 jours.

ET AUSSI...

Une fois les traitements terminés, pensez à renforcer votre immunité afin d'éviter les récidives de mycoses. Pour cela, vous pouvez opter pour des cures d'échinacée et de thym sous forme d'extraits de plantes fraîches, par exemple. Vous pouvez aussi choisir des préparations telles que le Grand Élixir Biofloral Circulation, Digestion, Bien-être ou le Grand Élixir Biofloral Protection, Défenses naturelles, Résistance. Suivre la posologie indiquée sur les emballages.

Nausées, vomissements

Bien que l'origine des nausées soit multiple (indigestion, intoxication alimentaire, gastro-entérite, notamment), les soins naturels à mettre en place seront les mêmes.

PHYTOTHÉRAPIE

Infusion

Préparer ou faire préparer en herboristerie le mélange de plantes suivant :

Souci des jardins (fleurs)	10 g
Boldo (feuilles)	20 g
Matricaire (fleurs)	20 g
Ortie piquante (feuilles)	20 g
Pissenlit (feuilles)	20 g

• Mettre 1 cuil. à dessert par tasse à thé d'eau (200 ml environ).
• Porter au point d'ébullition et laisser infuser 5 à 7 minutes. Filtrer.

• Boire 1 tasse toutes les deux heures jusqu'à amélioration puis 3 tasses par jour pendant 5 à 8 jours.
Les plantes composant cette infusion agissent directement sur le foie et la vésicule biliaire. Le souci des jardins a également un effet adoucissant sur les muqueuses irritées.

+

AROMATHÉRAPIE

Dans tous les cas, prendre en plus de l'infusion 1 goutte d'HE de gingembre *(Zingiber officinale)* ou d'HE de citron *(Citrus limon)* avec un peu de miel, 2 ou 3 fois par jour.

Nervosité

Que l'on soit adulte ou enfant, que l'on parle de nervosité ou d'hyperactivité, le résultat est le même : on ne tient pas en place, on maîtrise mal ses émotions, alternant phases de calme et de colère, d'apathie et d'agressivité. Les plantes vont nous aider à contrôler notre nervosité de façon durable.

PHYTOTHÉRAPIE

Infusion

• Préparer ou faire préparer en herboristerie le mélange de plantes suivant :

Mélisse (feuilles)	10 g
Tilleul (bractées)	30 g
Serpolet (sommités fleuries)	40 g

Monarde (fleurs et feuilles) .... 10 g
Passiflore (fleurs) .... 30 g

• Mettre 1 cuil. à dessert de plantes par tasse à thé d'eau (200 ml environ).
• Laisser infuser 5 minutes. Filtrer.
• Boire 2 ou 3 tasses à thé par jour dont 1 en fin d'après-midi et 1 en fin de soirée, pendant 21 jours.
• À renouveler selon besoin.

Ces plantes vont apporter détente et relaxation en agissant tant sur le système nerveux que sur le système digestif

ou

En lieu et place de l'infusion, vous pouvez opter pour le Grand Élixir Biofloral Détente, Sommeil, Relaxation. Suivre la posologie indiquée sur l'emballage.

Si la nervosité survient en période de préménopause
Prendre pendant 21 jours une des préparations mentionnées ci-dessus. Faire une pause de 7 jours. Puis, pendant 21 autres jours, prendre l'infusion suivanteà faire préparer (en quantités égales) en herboristerie. À renouveler selon besoin.

Achillée millefeuille (sommités fleuries)
Alchémille (partie aérienne)
Passiflore (fleurs)
Sauge (feuilles)
Noisetier (feuilles)

• Mettre 1 cuil. à dessert de plantes par tasse à thé d'eau (200 ml environ).
• Laisser infuser 5 à 7 minutes. Filtrer.
• Boire 2 ou 3 tasses à thé par jour.

L'achillée millefeuille, l'alchémille et la sauge vont équilibrer le système hormonal. La passiflore agit spécifiquement sur le système nerveux et le noisetier favorise une bonne circulation sanguine. Cette infusion est véritablement un cadeau du Ciel fait aux femmes. Je constate depuis plus de douze ans son action remarquable.

+

AROMATHÉRAPIE

Mélange d'huiles essentielles

HV d'amande douce et/ou de jojoba	30 ml
HE de camomille romaine *(Anthemis nobilis)*	5 gouttes
HE de lavande vraie *(Lavandula angustifolia)*	5 gouttes
HE de mandarine *(Citrus reticulata)*	10 gouttes

• En massage bien-être, à appliquer sur le plexus solaire et/ou le long de la colonne vertébrale et/ou sur la plante des pieds, matin et soir.

• En diffusion atmosphérique
Mélange à parts égales d'HE de bergamote *(Citrus bergamia)*, d'HE de lavande vraie *(Lavandula angustifolia)*, d'HE d'orange douce *(Citrus sinensis)*.
• À diffuser 3 fois 10 minutes dans la journée.

+

FLEURS DE BACH ET ÉLIXIRS FLORAUX

White Chestnut (Marronnier blanc) est un précieux allié pour ceux qui souffrent de nervosité due à des pensées récurrentes.
Impatiens (Balsamine), comme son nom l'indique, aide les personnes impatientes à mieux se contrôler.
Aspen (Tremble) convient aux personnes nerveuses du fait de craintes non identifiées.

Cherry Plum (Prunier myrobolan) est l'allié de ceux qui se sentent si nerveux, tellement sous pression, qu'ils se demandent ce qu'ils seront capables de faire.
Vervain (Verveine) est adapté à ceux qui sont agités par excès d'enthousiasme.
• Prendre 2 gouttes dans un peu d'eau de chaque élixir choisi, 2 ou 3 fois par jour pendant 21 jours. À renouveler selon besoin.
Rescue (Remède de secours) est utile en prise ponctuelle, chaque fois que la nervosité atteint son paroxysme : 4 gouttes dans un peu d'eau.

Le complexe Biofloral Relaxation, Antistress est également intéressant lorsque l'on ne connaît pas du tout les élixirs floraux car il couvre plusieurs situations liées à la nervosité. Voir posologie sur emballage.

ET AUSSI...

Les personnes nerveuses ou hyperactives « pompent » sur leurs réserves nutritionnelles aussi une supplémentation est-elle intéressante, voire indispensable. On pensera au sérum de Quinton[1] dont les effets sont remarquables. Contenant plus de 92 éléments utilisés par le métabolisme (oligo-éléments et minéraux), il harmonise notre organisme.

1. Le sérum de Quinton ne convient pas aux personnes souffrant d'hypertension artérielle.

Orgelet

Il s'agit d'un petit furoncle qui s'installe sur le bord de la paupière. L'orgelet est douloureux et gênant. De plus, l'œil est gonflé et les paupières collent l'une à l'autre. Surtout, il ne faut pas le toucher car cela disséminerait le pus et aggraverait la situation. Les plantes prises par voie interne vont aider le corps à éliminer les toxines. Les soins externes vont contribuer à calmer la douleur, à venir à bout du staphylocoque doré à l'origine du furoncle et à favoriser le mûrissement de celui-ci.

■ Voie interne

HOMÉOPATHIE

L'utilisation de l'homéopathie permet d'enrayer très rapidement l'orgelet :
Hepar sulfuris calcareum 9 CH
Pulsatilla 9 CH
• 3 granules de chaque en association, 3 fois par jour jusqu'à disparition des symptômes.

■ Voie externe

PHYTOTHÉRAPIE

Bien irriguer l'œil avec :
Alcoolature ou teinture-mère de souci des jardins.
À acheter en herboristerie, en magasin bio ou en pharmacie.

• À raison de 1 cuil. à moka[1] diluée dans 10 cuil. à soupe d'eau bouillie tiède, 2 fois par jour, jusqu'à amélioration des symptômes.
• Pour l'irrigation, vous pouvez utiliser un flacon en verre avec une pipette très propre.

ou

Compresses oculaires d'infusé de fleurs de sureau
• Mettre 1 cuil. à dessert bombée de fleurs fraîches ou sèches pour 1 tasse à thé d'eau (200 ml environ).
• Porter à ébullition,
• Laisser infuser 10 minutes et filtrer soigneusement.
• Appliquer sur les paupières pendant 10 minutes avec de la gaze stérile imprégnée d'infusé, matin et soir pendant une dizaine de jours.

+

Appliquer ensuite sur l'orgelet de la crème à la propolis à 10 % ou de la pommade au souci des jardins en petite quantité, 2 fois par jour également.

ET AUSSI...

Si vous avez tendance aux orgelets, n'hésitez pas à prendre des plantes visant à éliminer les toxines qui peuvent être à l'origine de ce trouble.
• Faire préparer en herboristerie le mélange de plantes suivantes finement ciselées :

Bouleau (feuilles) .... 40 g
Ortie piquante (feuilles) .... 30 g

1. C'est une toute petite cuillère. Ne pas la confondre avec la cuillère à café, plus grosse.

Pensée sauvage (fleurs) .... 10 g
Mauve (fleurs) .... 15 g
Menthe poivrée .... quelques feuilles

• Mettre 1 cuil. à dessert de ce mélange de plantes dans une casserole contenant l'équivalent d'une tasse à thé d'eau froide (200 ml environ).

• Porter doucement à ébullition. Aux premiers frémissements de l'eau, couper la source de chaleur et faire infuser 5 à 7 minutes avec un couvercle posé sur la casserole. Filtrer.

• Boire 1 tasse le matin la première semaine puis 1 tasse le matin et 1 autre le soir les deux autres semaines.

En lieu et place de cette infusion, vous pouvez choisir du jus ou de la sève de bouleau, ou encore le Grand Élixir Biofloral Élimination, Amincissement, Drainant, par exemple.

Ostéoporose (voir Arthrose)

Otite

Inflammation aiguë siégeant dans l'oreille, l'otite est souvent associée à des rhinopharyngites à répétition. S'il s'agit d'une otite simple et bénigne, vous pouvez essayer les soins naturels.

■ Voie externe

AROMATHÉRAPIE

• Verser, dans la paume de la main, 1 goutte de chacune des huiles essentielles biologiques suivantes :

Mandravasarotra *(Cinnamosma fragrans)*
Ravintsara *(Cinnamomum camphora CT cinéole)*
Thym à thujanol *(Thymus vulgaris CT thujanol)*
Arbre à thé *(Melaleuca alternifolia)*
Lavande officinale *(Lavandula angustifolia)*

• Tremper l'extrémité des doigts de l'autre main dans ce mélange et masser délicatement la base de l'oreille douloureuse (le pourtour extérieur) en suivant également les chaînes ganglionnaires, le long du cou. À renouveler jusqu'à 3 fois par jour.

Attention !
Il s'agit de masser l'extérieur de l'oreille. On n'introduit jamais d'huile essentielle dans le conduit auditif.

■ Voie interne

AROMATHÉRAPIE

Pour couvrir le côté infectieux, on ajoutera la prise orale de Phytaroma Capsules G.A.E. ou Pranarôm Capsules Origan ou Immunessence ou Biofloral Complexe Défenses naturelles. Suivre la posologie minimale indiquée sur les emballages, pendant 5 à 8 jours.

ET AUSSI...

Si votre enfant ou vous-même êtes sensibles aux otites, cela vaut la peine d'essayer les bougies Hopi (magasin bio) en prévention. Vous ne les utiliserez pas pendant l'épisode d'otite mais en dehors, à raison d'une fois par mois pendant six mois environ. Ensuite, vous pourrez y recourir une fois tous les trois mois environ. Il existe des modèles adaptés aux enfants.

Panaris

Cette infection au bord de l'ongle donne lieu à un gonflement douloureux. Elle est souvent due au staphylocoque doré. Les soins naturels seront externes.

PHYTOTHÉRAPIE

Alcoolature ou teinture-mère de souci des jardins

- Verser 40 gouttes dans un peu d'eau bouillie puis tiédie.
- Tremper le doigt infecté dans le liquide pendant au moins 5 minutes, 2 à 3 fois par jour.

AROMATHÉRAPIE

- Appliquer ensuite localement de la pommade à la propolis à 10 %, de la pommade au souci des jardins ou de l'huile de soin suivante :

Macération huileuse de souci des jardins....................................30 ml
HE d'arbre à thé *(Melaleuca alternifolia)*..1 ml

HE de lavande vraie *(Lavandula angustifolia)* .... 1 ml
HE de thym à thujanol *(Thymus officinalis CT thujanol)* .... 1 ml

ET AUSSI...

Le souci des jardins tient son nom du mot *Sol sequia* qui signifie « qui suit le soleil ». Son nom latin, *Calendula officinalis*, quant à lui est en rapport avec les calendes qui désignaient chez les Romains le premier jour du mois. En effet, le souci peut fleurir plusieurs mois dans l'année. On dit que tressées en guirlandes et placées à l'entrée des maisons, les fleurs du souci empêchent le mal d'y pénétrer.

Pellicules

Comme elles sont désagréables ces petites desquamations qui, de manière disgracieuse, tombent sur nos épaules ou restent collées au cuir chevelu ! Elles sont souvent liées à une fragilité nerveuse et/ou une surcharge hépatique. On associera donc des soins internes visant à drainer l'organisme et à détendre, à des soins externes ayant pour but de purifier le cuir chevelu.

■ Voie interne

PHYTOTHÉRAPIE

Infusion

• Préparer ou faire préparer en herboristerie le mélange de plantes suivantes finement ciselées :

Bouleau (feuilles) .... 40 g
Ortie (feuilles) .... 30 g

Pensée sauvage (fleurs) .... 10 g
Mauve (fleurs) .... 15 g
Menthe poivrée .... quelques feuilles

• Mettre 1 cuil. à dessert de ce mélange de plantes dans une casserole contenant l'équivalent d'une tasse à thé d'eau froide (200 ml environ).
• Porter doucement à ébullition. Aux premiers frémissements de l'eau, couper la source de chaleur et faire infuser pendant 5 à 7 minutes avec un couvercle posé sur la casserole.
• Filtrer.
• Consommer une tasse le matin pendant 3 semaines dans laquelle vous ajoutez 2 gouttes d'élixir floral de **Crab Apple** (Pommier sauvage) pour son effet purifiant.

En lieu et place de cette infusion, vous pouvez opter pour le Grand Élixir Biofloral Élimination, Amincissement, Drainant. Suivre la posologie indiquée sur l'emballage.

+

Infusion
Préparer également ou faire préparer le mélange de plantes finement ciselées suivant :

Mélisse (feuilles) .... 10 g
Tilleul (bractées) .... 30 g
Serpolet (sommités fleuries) .... 40 g
Monarde (fleurs et feuilles) .... 10 g
Passiflore (fleurs) .... 30 g

• Mettre 1 cuil. à dessert de plantes par tasse à thé d'eau (200 ml environ).
• Laisser infuser 5 minutes. Filtrer.
• Pendant 3 semaines, boire 1 tasse en fin de journée ou avant de se coucher, dans laquelle vous ajoutez 2 gouttes d'élixir floral de **Star of Bethlehem** (Ornithogale en

ombelle) pour apporter paix, tranquillité et réconfort après tout éventuel choc.

En lieu et place de cette infusion, vous pouvez opter pour le Grand Élixir Biofloral Détente, Sommeil, Relaxation. Suivre la posologie indiquée sur l'emballage.

■ Voie externe

Choisir un shampoing doux, biologique de préférence. Une à deux fois par semaine, ajouter à votre dose de shampoing 1 goutte d'HE d'arbre à thé *(Melaleuca alternifolia)* et 1 goutte d'HE de cèdre *(Cedrus altlantica)*. Procéder ensuite au lavage puis rincer abondamment. Ces huiles essentielles vont purifier le cuir chevelu, contribuant ainsi à l'élimination progressive des pellicules.

De plus, et selon besoin, vous pouvez appliquer une lotion à l'ortie. Après le shampoing, essorer les cheveux puis vaporiser copieusement le cuir chevelu de lotion. Prendre soin d'éviter toute projection dans les yeux. Masser doucement pour faire pénétrer pendant quelques minutes. Rincer à l'eau fraîche.

Peurs

Qu'elles sont nombreuses, nos peurs ! Peur de manquer, peur de perdre, peur de ne plus tout contrôler, peur de souffrir, peur de mourir mais aussi peur de l'autre, peur de la différence, etc. Et plus nos sociétés génèrent de stress, et plus nos peurs se multiplient.

Je n'oublierai jamais cette maman m'expliquant qu'elle retrouve parfois sa petite fille de 8 ans l'attendant tôt le

matin dans le couloir, toute habillée et cartable sur le dos, craignant de ne pas arriver à l'heure à l'école. Adorable petite fille aux boucles blondes qui confirme son inquiétude, ses grands yeux encore empreints du baiser des anges.
Ou cette autre maman me relatant que sa fille, alors en classe de sixième, s'est évanouie le jour de la rentrée, comme elle le faisait en primaire les lundis matins des semaines d'évaluation.
Je garde aussi le souvenir d'une de mes étudiantes qui explique combien elle aime sa liberté, combien elle est heureuse de vivre seule. Un petit quelque chose de dissonant attire toutefois mon attention. Et au gré des conversations, je découvrirai combien cette recherche éperdue de liberté masque la peur de rencontrer l'autre, rencontre portant en elle des risques de souffrance !
Les plantes, une fois encore, vont être précieuses. Elles vont nous aider à nous détendre, à mieux gérer notre stress et à mieux appréhender nos peurs en agissant directement sur elles.

PHYTOTHÉRAPIE

Infusion

• Préparer ou faire préparer en herboristerie le mélange de plantes finement ciselées suivant :

Mélisse (feuilles)	10 g
Tilleul (fleurs)	30 g
Serpolet (sommités fleuries)	40 g
Monarde (fleurs et feuilles)	10 g
Passiflore (fleurs)	30 g

• Mettre 1 cuil. à dessert de plantes par tasse à thé d'eau (200 ml environ).

• Laisser infuser 5 minutes. Filtrer.
• Boire 1 tasse à thé le matin et une autre en fin de soirée, pendant 21 jours.
• À renouveler selon besoin.
Ces plantes vont apporter détente et relaxation.

Vous pouvez aussi remplacer l'infusion par le Grand Élixir Biofloral Détente, Sommeil, Relaxation. Suivre la posologie indiquée sur l'emballage.

Si les peurs surviennent en période de préménopause
Prendre pendant 21 jours l'infusion mentionnée précédemment. Faire une pause de 7 jours. Puis poursuivre pendant 21 autres jours avec l'infusion suivante que vous préparerez ou ferez préparer (en quantités égales) en herboristerie.

Achillée millefeuille (sommités fleuries)
Alchémille (partie aérienne)
Passiflore (fleurs)
Sauge (feuilles)
Noisetier (feuilles)

• Mettre 1 cuil. à dessert de plantes par tasse à thé d'eau (200 ml environ).
• Laisser infuser 5 à 7 minutes.
• Boire 2 à 3 tasses à thé par jour.
À renouveler selon besoin.
L'achillée millefeuille, l'alchémille et la sauge vont équilibrer le système hormonal. La passiflore agit spécifiquement sur le système nerveux et le noisetier favorise une bonne circulation sanguine. Cette infusion est véritablement un cadeau du Ciel fait aux femmes. Je constate depuis plus de douze ans son action remarquable.

+

AROMATHÉRAPIE

En massage bien-être

Sur le plexus solaire et/ou le long de la colonne vertébrale et/ou sur la plante des pieds, matin et soir, un peu de l'huile de soin suivante :

HV d'amande douce et/ou de jojoba..30 ml
HE de camomille romaine *(Anthemis nobilis)*........................5 gouttes
HE de lavande vraie *(Lavandula angustifolia)*........................5 gouttes
HE de mandarine *(Citrus reticulata)*.....................................10 gouttes

En diffusion atmosphérique

Mélange à parts égales d'HE de bergamote *(Citrus bergamia)*, de lavande vraie *(Lavandula angustifolia)*, d'orange douce *(Citrus sinensis)*. À diffuser 3 fois 10 minutes dans la journée.
Ces huiles essentielles vont contribuer à la détente et à la confiance.

+

FLEURS DE BACH ET ÉLIXIRS FLORAUX

Aspen (Tremble) convient aux personnes souffrant de craintes non identifiées. Une angoisse sourde les assaille soudain sans qu'elles puissent en expliquer la cause.
Cherry Plum (Prunier myrobolan) est l'allié de ceux qui ont peur d'eux-mêmes, se demandant ce qu'ils seront capables de faire lorsqu'ils se sentent prêts à « craquer ».
Mimulus (Mimule) est le remède des personnes souffrant de peurs définies : peur de manquer, peur de parler en

public, peur de prendre l'avion, etc. Ces peurs, qui peuvent prendre l'allure de phobies, les empêchent de vivre pleinement. Ces personnes sont souvent timides.
Rock Rose (Hélianthème) convient à ceux que la terreur assaille parfois, les laissant pantelants, incapables d'agir.
Red Chestnut (Marronnier rouge) convient aux personnes qui se font trop de souci pour les autres, surtout les proches, craignant toujours le pire. Type « mère-poule ».
• 2 gouttes de chaque remède adapté à prendre dans un peu d'eau, 2 à 3 fois par jour pendant 21 jours au moins.
Rescue (Remède de secours) est adapté à toutes les situations de peur mais se prend de manière ponctuelle à raison de 4 gouttes dans un peu d'eau ou directement sous la langue.

ET AUSSI...

Les personnes peureuses « pompent » sur leurs réserves nutritionnelles aussi une supplémentation est-elle intéressante voire indispensable. On pensera au plasma marin ou sérum de Quinton[1] dont les effets sont remarquables. Contenant plus de 92 éléments utilisés par le métabolisme (oligo-éléments et minéraux), il harmonise notre organisme.

Pharyngite (voir Angine)

1. Le sérum de Quinton ne convient pas aux personnes souffrant d'hypertension artérielle.

Phobies (voir Peurs)

Pipi au lit (voir Énurésie)

Piqûres d'orties, d'insectes, de méduses

Les plantes prendront en charge toutes les piqûres de la même façon, calmant la douleur et les démangeaisons.

Pour les piqûres d'insectes, utiliser si possible un dispositif de type *AspiVenin* (après avoir retiré les dards d'abeille avec une pince à épiler). Passer ensuite la zone à l'eau froide pour diminuer la douleur ou appliquer, sans appuyer, une compresse d'eau froide.

PHYTOTHÉRAPIE

Tous les plantains font merveille pour calmer les sensations de brûlure et les démangeaisons. Froisser des feuilles fraîches entre les doigts pour extraire un peu de suc puis les appliquer sur la zone de la piqûre.

et/ou

AROMATHÉRAPIE

Une huile essentielle indispensable : la lavande. On choisira de préférence l'HE de lavande aspic *(Lavandula spica)*. Si l'on en n'a pas sous la main, l'HE de lavande vraie *(Lavandula angustifolia)* fera l'affaire.

- 2 à 3 gouttes d'HE pure directement sur la piqûre tous les quarts d'heure jusqu'à disparition des douleurs.

HOMÉOPATHIE

L'homéopathie est un plus dont il serait dommage de se priver dans le cas de piqûres.

Apis mellifica 9 CH
Ledum palustre 9 CH

- Prendre 3 granules de chaque en alternance toutes les demi-heures ou toutes les heures jusqu'à disparition des douleurs.

Plaies

Si la blessure est petite, on la laissera à l'air libre. Sinon, exercer une pression avec la main pendant quelques minutes pour arrêter le saignement.

PHYTOTHÉRAPIE

Pour nettoyer la zone blessée, utiliser des compresses bien imbibées d'alcoolature ou de teinture-mère de souci des jardins (1 cuil. à soupe d'alcoolature pour 10 cuil. à soupe d'eau bouillie et refroidie).

+

AROMATHÉRAPIE

On appliquera ensuite des huiles essentielles de ciste ladanifère *(Cistus ladaniferus)* ou de géranium rosat *(Pelargonium x asperum)* qui sont très cicatrisantes. Si la plaie est petite, on peut les appliquer pures à raison de quelques gouttes. Sinon, les diluer dans un peu d'huile végétale avant application.
ou
L'application de gel de silice favorise la cicatrisation et peut remplacer les huiles essentielles.

Post partum (voir Baby blues)

Poussées dentaires (Voir Dents)

Poux

Lorsque quelqu'un me dit « J'ai voyagé seul », « Je suis allée seule au cinéma », etc., je ne peux m'empêcher de penser aux millions de bactéries que nous hébergeons sur notre peau et dans notre organisme, et aux divers acariens et parasites qui recherchent notre compagnie. Seul ? En êtes-vous bien sûr ? Et au nombre de ces parasites figurent les poux auxquels les mamans de la terre entière livrent une guerre sans merci.

■ Voie externe

La première chose à faire est de vérifier régulièrement la

chevelure des enfants en bas âge puisque c'est sur eux que l'on trouve majoritairement les poux.

Dès l'apparition d'un pou, on vérifiera la chevelure de toute la famille et même si l'on ne trouve pas d'occupants, tout le monde bénéficiera pendant une semaine :

• d'un shampoing enrichi à l'huile essentielle comme suit : chaque fois que vous vous lavez les cheveux, vous ajoutez à votre dose de shampoing 3 gouttes d'HE de lavande vraie *(Lavandula angustifolia)*. Attention à ne pas laisser entrer en contact avec les yeux. À renouveler pendant plusieurs semaines, selon besoin.

ou

• d'une lotion antipoux préparée à l'avance comme suit :

Vinaigre de cidre	750 g
Fleurs de tanaisie	80 g
HE de lavande vraie *(Lavandula angustifolia)*	5 ml

Laisser macérer l'ensemble pendant deux à trois semaines.
Filtrer.
Mettre 2 ou 3 cuil. à soupe de la préparation dans la dernière eau de rinçage.
Une fois les cheveux lavés, on passera au peigne fin antipoux ceux qui abritaient des poux. Les personnes infestées poursuivront le traitement pendant plusieurs semaines pour être sûres de détruire les éventuelles lentes.

■ Voie interne

S'il est incontestable qu'il existe des « têtes à poux », il est également prouvé qu'une personne à l'immunité faible sera plus encline à abriter de tels hôtes. En période sensible ou lors d'infestations, il est donc conseillé aux enfants et aux adultes de prendre par voie interne, pendant 21 jours, des plantes stimulant l'immunité comme, au choix, l'échinacée, le cassis, la gentiane notamment, sous forme d'extraits de plantes fraîches (EPF), d'extraits fluides glycérinés (EPS) ou de macérat-glycériné pour le cassis (posologie indiquée sur les emballages).

ET AUSSI...

Dans le cadre de la prévention, penser aussi à attacher les cheveux longs de vos petites filles lorsqu'elles sont en collectivité.

Prostate

La prostate, petite glande intervenant dans la composition du sperme et située au carrefour des voies urinaires et génitales, peut avec l'âge grossir et perturber la vie quotidienne. En effet, les mictions deviennent alors problématiques : trop pressantes, trop fréquentes, etc. On parle dans ce cas d'hypertrophie bénigne ou d'adénome de la prostate. Elle peut aussi donner lieu à une inflammation, la prostatite. Les plantes vont aider tant en prévention qu'en soin.

■ Voie interne

À partir de 40-45 ans, penser à faire en alternance des cures de 10 à 21 jours de, au choix :

- graines de courge : 1 cuil. à soupe rase par jour ;
- infusion d'épilobe à petites fleurs *(Epilobium parviflorum)* : 1 cuil. à dessert de plantes par tasse à thé d'eau (200 ml environ), infuser 5 à 7 minutes, 2 à 3 tasses par jour ;

• infusion de verge d'or (*Solidago virga aurea*) : 1 cuil. à dessert de plantes par tasse à thé d'eau (200 ml environ), infuser 5 à 7 minutes, 2 à 3 tasses par jour ;
• macérats glycérinés de séquoia et romarin (posologie sur les emballages ; opter pour la posologie minimale).

D'autre part, pensez aussi à apporter des oméga 3 à votre alimentation, puisqu'ils ont un rôle anti-inflammatoire : huiles biologiques de première pression à froid de noix, de colza, de soja, de lin ou de cameline, sur vos salades de crudités. N'oubliez pas que les oméga 3 doivent être équilibrés par l'apport d'oméga 6, sous la forme d'huile végétale de tournesol, par exemple.

■ Voie externe

Préparer ou faire préparer en herboristerie l'huile de soins suivante :

HV de noisette .... 30 ml
HE de cyprès *(Cupressus sempervirens)* .... 10 gouttes
HE de lentisque pistachier *(Pistacia lentiscus)* .... 10 gouttes
HE de santal *(Santalum spicatum)* .... 10 gouttes

• Masser le bas-ventre et le bas du dos avec cette huile de soins qui contribue à décongestionner le petit bassin.

ET AUSSI...

La verge d'or *(Solidago virga aurea)* que nous venons de mentionner est vraiment la plante des reins. Diurétique, elle est aussi utile contre les colibacilles, l'albuminurie, les calculs, les affections et les congestions urinaires, énurésie y compris.

Puberté

■ Chez la jeune fille

L'entrée dans le Jardin des femmes, comme j'aime à appeler la puberté, signe le début d'une vie à la richesse émotionnelle insoupçonnable. L'émoi tout d'abord en voyant le corps prendre des formes, se féminiser, se préparer à accueillir l'amoureux puis à porter la vie. La grâce du désir, de l'union des corps et des âmes, et du plaisir. Le miracle de la grossesse et de l'accouchement. Le passage à l'âge mûr qui apporte son lot de liberté et de sérénité, et qui voit nos enfants perpétuer la vie à leur tour. Un véritable hymne à la vie. Toutefois, il peut arriver que certaines gênes troublent ce passage à la vie de femme. Les plantes seront là, encore une fois, pour nous accompagner.

PHYTOTHÉRAPIE

Infusion

Préparer ou faire préparer en herboristerie l'infusion suivante en quantités égales :

Achillée millefeuille (sommités fleuries)
Alchémille (partie aérienne)
Passiflore (fleurs)
Sauge (feuilles)
Noisetier (feuilles)

- Mettre 1 cuil. à dessert de plantes par tasse à thé d'eau (200 ml environ).
- Laisser infuser 5 à 7 minutes. Filtrer.
- Boire 2 à 3 tasses à thé par jour pendant 21 jours.
- À renouveler selon besoin.

L'achillée millefeuille, l'alchémille et la sauge vont équilibrer le système hormonal. La passiflore agit spécifiquement sur le système nerveux et le noisetier favorise une bonne circulation sanguine.
Vous pouvez ajouter à cette tisane des capsules d'huile d'onagre et de bourrache qui contribuent elles aussi à équilibrer le cycle menstruel.

+

FLEURS DE BACH ET ÉLIXIRS FLORAUX

Agrimony (Aigremoine) pour les jeunes filles qui communiquent rarement leurs inquiétudes, font comme si tout allait bien, mais souffrent d'une angoisse intérieure qu'elles dissimulent de leur mieux.
White Chestnut (Marronnier blanc) pour soulager les pensées inquiètes.
Walnut (Noyer) pour mieux vous adapter aux changements.
Star of Bethlehem (Ornithogale en ombelle) pour faire le deuil de l'avant, et pouvoir ainsi s'éprendre du jour neuf, faire de chaque jour une création nouvelle.
Crab Apple (Pommier sauvage) pour celles à qui les transformations de leur corps ne plaisent pas.
Larch (Mélèze) pour celles qui n'ont pas encore confiance en leur nouvelle identité de femme.
Mimulus (Mimule) pour celles qui ont peur des transformations de leur corps, de leur vie.
Cognassier pour l'épanouissement équilibré des qualités féminines.
• Prendre 2 gouttes dans un peu d'eau de chaque élixir choisi, 2 à 3 fois par jour pendant 21 jours. À renouveler selon besoin.

+

AROMATHÉRAPIE

Pour vous détendre, vous pouvez également vous masser le plexus solaire et/ou la plante des pieds avec des huiles essentielles relaxantes comme celle de mandarine *(Citrus reticulata)*, de marjolaine *(Origanum majorana)* et de petit grain bigarade *(Citrus aurantium ssp aurantium)*, à raison de quelques gouttes préalablement diluées dans de l'huile végétale.

Chez le jeune homme

Une barbe naissante qui oblige la plupart des garçons à un rasage désormais quotidien, la voix qui mue, des muscles qui s'affirment et le visage qui se transforme souvent en tableau de bord ! La puberté ne passe pas inaperçue chez la gent masculine ! Vous trouverez ci-après des conseils pour mieux vivre ce passage.

FLEURS DE BACH ET ÉLIXIRS FLORAUX

Agrimony (Aigremoine) pour les jeunes hommes qui ne font part à personne de leurs inquiétudes, font comme si tout allait bien, mais souffrent d'une angoisse intérieure qu'ils dissimulent de leur mieux.
Walnut (Noyer) pour mieux vous adapter aux changements.
Heather (Bruyère) pour ceux qui se sentent obligés de faire les fiers-à-bras verbalement, de se vanter de l'argent de poche qu'ils reçoivent, de leur nouveau scooter, etc. pour attirer l'attention et ne pas se sentir seuls.
Star of Bethlehem (Ornithogale en ombelle) pour faire le

deuil de l'avant, et pouvoir ainsi s'éprendre du jour neuf, faire de chaque jour une création nouvelle.
Crab Apple (Pommier sauvage) pour ceux à qui les transformations physiques ne plaisent pas.
Larch (Mélèze) pour ceux qui n'ont pas encore confiance en leur nouvelle identité masculine.
Mimulus (Mimule) pour ceux qui ont peur des transformations de leur corps, de leur vie.
• Prendre 2 gouttes dans un peu d'eau de chaque élixir choisi, 2 à 3 fois par jour pendant 21 jours. À renouveler selon besoin.

+

AROMATHÉRAPIE

Pour vous détendre, vous pouvez également vous masser le plexus solaire et/ou la plante des pieds avec des huiles essentielles relaxantes comme celle de mandarine *(Citrus reticulata)*, de marjolaine *(Origanum majorana)* et de petit grain bigarade *(Citrus aurantium ssp aurantium)*, à raison de quelques gouttes préalablement diluées dans de l'huile végétale.

+

Pour le traitement de l'acné juvénile, se reporter à l'entrée *Acné* de cet ouvrage, p. 45.

Raynaud (syndrome de)

Ce syndrome se manifeste essentiellement chez les femmes. Par temps froid, les doigts ou les orteils sont gelés, deviennent tout blancs et insensibles. Ce n'est pas grave mais très désagréable. Les plantes vont améliorer la situation en favorisant la circulation et en réchauffant l'organisme.

PHYTOTHÉRAPIE

Infusion

Préparer l'infusion suivante :

1 petit bout d'écorce ou un peu de poudre de cannelle
1 petit bout de rhizome ou un peu de poudre de gingembre
1 clou de girofle
1 citron
Miel d'acacia (1 petite cuil. rase)

- Placer la cannelle, le gingembre et le clou de girofle dans 200 ml froide.
- Porter à ébullition et maintenir de légers bouillons pendant 5 minutes environ.
- Laisser infuser une dizaine de minutes en couvrant la casserole.
- Filtrer, ajouter le jus de citron et le miel avant de déguster.

Les épices ont une action réchauffante et le citron, grâce à la vitamine C, est bienfaisant pour la circulation.

+

AROMATHÉRAPIE

Mélange d'huiles essentielles

HV de noisette .... 1 cuil. à soupe
HE de gingembre *(Zingiber officinalis)* ....1 goutte
HE d'hélichryse italienne *(Helichrysum italicum)* ....1 goutte

• En application légère sur les mains et les pieds, 1 fois par jour.

Reflux gastrique (voir Brûlures d'estomac)

Refroidissement (voir Rhino-pharyngite)

Règles douloureuses (voir Syndrome prémenstruel)

Rhinite (voir Rhino-pharyngite)

Rhino-pharyngite

Ça commence par un mal de gorge puis ça prend le nez avant de descendre sur les bronches. Ou le contraire : ça commence par le nez puis ça passe à la gorge et aux bronches. Bref, on a pris froid ou notre organisme est attaqué par un virus, et on a en plus un peu mal à la tête et un peu de fièvre. Il faut réagir le plus rapidement possible pour l'endiguer ou éviter les complications.

■ Traitement local contre le mal de gorge

PHYTOTHÉRAPIE

Gargarismes avec une infusion de feuilles de ronce, 3 fois par jour jusqu'à disparition des douleurs.

ou

Gargarismes avec 15 gouttes de teinture de propolis dans un peu d'eau tiède, 3 fois par jour jusqu'à disparition des douleurs (l'utilisation d'un spray à la propolis peut remplacer le gargarisme).

+

AROMATHÉRAPIE

Application d'huiles essentielles de thym à thujanol *(Thymus vulgaris* CT thujanol*)* ou de mandravasarotra (*Cinnamosma fragrans*) ou de ravintsara *(Cinnamomum camphora* CT cinéole*)*.

• 2 à 3 gouttes pures à appliquer directement sur la gorge et le long des ganglions. 2 fois par jour jusqu'à disparition des symptômes.

■ Traitement général

PHYTOTHÉRAPIE

Infusion

Composer ou faire composer en herboristerie le mélange de plantes suivant :

Cassis (feuilles)	10 g
Aigremoine (sommités fleuries)	40 g
Bouillon blanc (fleurs)	10 g
Mauve (fleurs)	10 g
Pin (bourgeons)	10 g
Thym (sommités fleuries)	20 g

• Mettre 1 cuil. à dessert de plantes par tasse à thé d'eau (200 ml environ).
• Laisser infuser 7 à 10 minutes.
• Filtrer soigneusement à cause des petits poils du bouillon blanc.
• Boire 2 à 3 tasses par jour pendant 10 jours environ.

Le cassis est anti-inflammatoire et aide à éliminer les toxines liées à la maladie. L'aigremoine est elle aussi anti-inflammatoire, tout comme le bouillon blanc qui est également antitussif. La mauve est antitussive et adoucissante. Le thym est antibactérien, tout comme le pin qui est aussi immunostimulant.

Sirop

En cas de toux persistante, on ajoutera à l'infusion du sirop de type Bronchilan (Bional). Suivre la posologie indiquée sur l'emballage.

+

AROMATHÉRAPIE

Selon besoin, pour renforcer l'action antiseptique, prendre également Phytaroma Capsules G.A.E. ou Pranarôm Capsules Origan ou Immunessence ou Biofloral Complexe Défenses naturelles, selon la posologie indiquée sur les emballages.
On pourra également appliquer localement sur les bronches, 2 à 3 fois par jour, un baume du type Baume respiratoire à l'eucalyptus (Biofloral).

Rhumatismes (voir Arthrose)

Rhume (voir Rhino-pharyngite)

Saignements de nez (ou Épistaxis)

Leur origine est diverse : fragilité capillaire, fortes chaleurs, mouchage violent... Ils sont très fréquents pendant l'adolescence.

■ Traitement local

AROMATHÉRAPIE

Penser à pencher la tête vers l'avant et à verser de l'eau froide sur le nez pendant quelques instants. Puis placer 2 à 3 gouttes d'huile essentielle de ciste ladanifère *(Cistus ladaniferus)* sur un petit bout de coton ou de mouchoir en papier. Introduire délicatement cette mèche dans le nez. Les saignements vont s'arrêter presque instantanément.

Traitement général

PHYTOTHÉRAPIE

Si les saignements se répètent, on pourra améliorer la résistance capillaire, en prenant sous forme d'infusion le mélange de plantes suivant en quantités égales :

Vigne rouge (feuilles)
Prêle (tige stérile)
Achillée millefeuille (sommités fleuries)
Noisetier (feuilles)
Menthe ou Verveine (quelques feuilles pour améliorer le goût)

- Mettre 1 cuil. à dessert de plantes par tasse à thé d'eau (200 ml environ).
- Laisser infuser 5 à 7 minutes. Filtrer.
- Boire 2 à 3 tasses à thé par jour, pendant 21 jours.
- À renouveler selon besoin.

La vigne rouge est un tonique veineux, la prêle est reminéralisante, l'achillée millefeuille est vasoconstrictrice et décongestionnante, le noisetier est vasoconstricteur.

+

On pourra associer cette infusion à du pollen car il contient de la rutine qui augmente la résistance capillaire. On pensera à en faire des cures de 21 jours, 2 fois par an environ. Pour les personnes au système digestif hypersensible, faire tremper le pollen (1 cuil. à café) dans un peu d'eau la veille au soir et consommer le lendemain matin en mâchant soigneusement.

Sciatique (voir Mal de dos)

Sécheresse vaginale

Déséquilibre hormonal, ménopause mais aussi fatigue, stress, il arrive que notre corps de femme ne soit plus prêt à recevoir celui de notre amoureux. Fidèles alliées, les plantes vont nous aider à pallier cette difficulté pour que l'union des corps et des âmes reste encore et toujours une grâce infinie.

PHYTOTHÉRAPIE

Infusion

Préparer ou faire préparer en herboristerie le mélange de plantes suivant en quantités égales :

Achillée millefeuille (sommités fleuries)
Alchémille (partie aérienne)
Passiflore (fleurs)
Sauge (feuilles)
Noisetier (feuilles)

- Mettre 1 cuil. à dessert de plantes par tasse à thé d'eau (200 ml environ).
- Laisser infuser 5 à 7 minutes. Filtrer.
- Boire 2 à 3 tasses à thé par jour pendant 21 jours.
- À renouveler selon besoin.

L'achillée millefeuille, l'alchémille et la sauge vont équilibrer le système hormonal dont dépend la qualité de la peau et des muqueuses, d'où son importance pour remédier aux problèmes de sécheresse vaginale. La passiflore agit spécifiquement sur le système nerveux et va nous aider à nous détendre afin de relativiser l'événement.

Enfin, le noisetier favorise une bonne circulation sanguine et donc une bonne irrigation des tissus.

+

Vous pouvez ajouter à cette tisane du macérat-mère glycériné de framboisier (pour équilibrer la fonction ovarienne) ainsi que des capsules d'huile d'onagre, de bourrache ou d'argousier (pour l'hydratation de la peau et des muqueuses), le tout en cures à renouveler.

+

AROMATHÉRAPIE

La sauge sclarée *(Salvia sclarea)* est vraiment l'huile essentielle de la femme[1]. On peut la prendre par **voie interne** à raison de 1 goutte dans un peu de miel, d'huile d'olive, sur un peu de mie de pain ou sur un comprimé neutre, 1 fois par jour pendant 21 jours.

• À renouveler selon besoin après un arrêt de 21 jours.

On peut préférer la **voie externe** et composer l'huile de soin suivante :

HV de noisette .... 30 ml
HE de sauge sclarée *(Salvia sclarea)* .... 30 gouttes

• Se masser le bas du ventre et le bas du dos avec une petite quantité de cette huile de soin, 1 fois par jour pendant 21 jours. À renouveler selon besoin.

1. Toutefois, on n'utilisera pas d'huile essentielle de sauge sclarée en cas d'antécédents de cancer hormono-dépendant.

De plus, si cela est possible, offrez-vous 1 ou 2 ml d'huile essentielle de rose de Damas *(Rosa damascena)* et placez-en une goutte de temps en temps entre vos seins pour le plaisir d'être femme encore et toujours.

ET AUSSI...

Si la sécheresse vaginale est liée à de la fatigue, on se reportera aussi à la rubrique *Libido faible* (p. 154). Si elle survient en période de ménopause, on se reportera également à la rubrique *Ménopause* (p. 165).
Enfin, la sécheresse vaginale reflète parfois nos sentiments : « Je n'ai pas ou plus envie de toi ». Les plantes n'auront alors pas grand impact car elles ne sont pas là pour nous aider à renouveler un couple qui s'est usé, ni à panser les blessures qui ont fini par éroder l'amour. En revanche, je ne saurais trop vous recommander de lire l'ouvrage si délicat du Dr Gérard Leleu, *Le traité des caresses* (J'ai lu, 2003). Il nous rappelle combien la tendresse est au cœur même de la relation amoureuse.

Sinusite

Les sinus forment un ensemble de cavités creuses, closes, tapissées de muqueuse, et reliées au rhinopharynx par de petits canaux, eux aussi tapissés de muqueuse. Du fait de l'œdème de la muqueuse, ces canaux se bouchent et empêchent la circulation normale des sécrétions. La présence de microbes entraîne la formation de pus.
La sinusite survient d'emblée ou après une infection du rhinopharynx. Ça fait mal localement, le nez est bouché, on n'a plus d'odorat et on a la tête « comme une enclume ».

■ Traitement local

AROMATHÉRAPIE

D'abord, nettoyer le nez avec du sérum physiologique ou avec le sérum suivant à faire préparer en herboristerie ou à préparer et à verser dans un flacon pour spray nasal de 30 ml.

Spray nasal à 0,25 % d'huiles essentielles

HV de sésame..15 ml
HV d'amande douce ....15 ml
HE de mandravasarotra *(Cinnamosma fragrans)*...................... 1 goutte
HE de géranium rosat *(Pelargonium x asperum)*...................... 1 goutte
HE d'eucalyptus smithii *(Eucalyptus smithii)* ou HE d'eucalyptus radié *(Eucalyptus radiata)*...1 goutte

L'huile végétale de sésame est légèrement antiseptique et celle d'amande adoucissante. Les huiles essentielles choisies ont les mêmes propriétés.

+

Ensuite, appliquer sur les sinus douloureux un baume du type Baume respiration à l'eucalyptys (Biofloral). Attention à ne pas le faire entrer en contact avec les yeux.

■ Traitement général

PHYTOTHÉRAPIE

Infusion

• Composer ou faire composer en herboristerie le mélange de plantes suivant :

Cassis (feuilles) .... 10 g
Aigremoine (sommités fleuries) .... 40 g
Mauve (fleurs) .... 10 g
Pin (bourgeons) .... 10 g
Thym (sommités fleuries) .... 20 g

- Mettre 1 cuil. à dessert de plantes par tasse à thé d'eau (200 ml environ).
- Laisser infuser 7 à 10 minutes. Filtrer.
- Boire 2 à 3 tasses par jour pendant 10 jours environ.

Le cassis est anti-inflammatoire et aide à éliminer les toxines liées à la maladie. L'aigremoine est elle aussi anti-inflammatoire. La mauve est adoucissante. Le thym est antibactérien tout comme le pin, qui est aussi immunostimulant.

AROMATHÉRAPIE

Pour renforcer l'action anti-infectieuse, prendre également Phytaroma Capsules G.A.E. ou Pranarôm Capsules Origan ou Immunessence ou Biofloral Complexe Défenses naturelles, selon la posologie indiquée sur les emballages.

Stress (voir Angoisse)

Surpoids (voir Amincissement)

Syndrome prémenstruel

Irritabilité, sautes d'humeur, crises de larmes, maux de tête, seins douloureux, rétention d'eau, spasmes du bas-ventre, douleurs lombaires, faiblesse générale : voici le tableau symptomatique du syndrome prémenstruel qui perturbe la vie de nombreuses femmes. Celui-ci résulte d'un déséquilibre dans la production d'œstrogènes et de progestérone.
Les plantes vont favoriser le retour à l'équilibre hormonal. Dans le même temps, il est essentiel d'agir sur le terrain global en adoptant un rythme de vie plus naturel et une alimentation, de type régime crétois, qui privilégie les fruits et les légumes riches en vitamines et en oligo-éléments.

PHYTOTHÉRAPIE

Infusion

• Composer ou faire composer en herboristerie le mélange de plantes suivant :

Achillée millefeuille (sommités fleuries)	30 g
Alchémille (partie aérienne)	30 g
Noisetier (feuilles)	20 g
Mélisse (feuilles)	20 g
Souci des jardins (fleurs)	10 g

• Mettre 1 cuil. à dessert du mélange par tasse à thé d'eau (200 ml environ).
• Laisser infuser 5 à 7 minutes. Filtrer.
• Boire 2 tasses par jour pendant la seconde moitié du cycle. Sur du long terme.

L'achillée et l'alchémille vont contribuer à l'équilibre hormonal. Le noisetier va favoriser la circulation sanguine et aider ainsi à soulager les douleurs du bas-ventre. La mélisse va elle aussi soulager ces douleurs puisqu'elle est antispasmodique, tout en procurant calme et sérénité. Le souci des jardins pour sa part favorise l'apparition des règles et en soulage les douleurs. Il combat aussi l'état dépressif et la fatigue qui accompagnent cette période.

+

GEMMOTHÉRAPIE

Il est possible d'associer à l'infusion précédente la prise de macérat-mère de jeunes pousses de framboisier dont l'effet régulateur hormonal est remarquable. En cure de 21 jours, à renouveler. Suivre la posologie indiquée sur l'emballage.

FLEURS DE BACH ET ÉLIXIRS FLORAUX

Ces remèdes subtils font merveille sur les manifestations du syndrome prémenstruel puisqu'elles sont en grande partie liées à une sensibilité exacerbée. On choisira celui ou ceux qui correspondent à notre état.

Beech (Hêtre) – Pour celles qui, quelques jours avant leurs règles, sont irritées par l'attitude de leurs proches qu'elles ne supportent plus. Apporte détente et compréhension.

Crab Apple (Pommier sauvage) – Pour celles qui, au moment de leurs règles, ont le sentiment d'être laides, grosses, souillées. Permet de ne plus considérer cette période comme négative mais d'y voir un signe de leur féminité.

Hornbeam (Charme) – Pour ces périodes où « l'on n'a pas le goût » de se lever, où le quotidien ne génère ni optimisme ni enthousiasme. Apporte légèreté.

Impatiens (Balsamine) – Pour celles qui, quelques jours avant leurs règles, sont agacées notamment par la lenteur des autres. Apporte respect du rythme de chacun et patience envers soi.
Mustard (Moutarde) – Pour celles qui, quelques jours avant leurs règles se sentent mélancoliques, ont le cœur lourd, sans raison extérieure. Apporte stabiltié de cœur et d'âme.
Olive (Olivier) – Lutte contre la fatigue mentale et physique.
• Prendre 2 gouttes de chaque remède approprié dans un peu d'eau, 2 à 3 fois par jour pendant 21 jours. À renouveler selon besoin.

+

AROMATHÉRAPIE

Mélange d'huiles essentielles
En cas de règles douloureuses, préparer ou faire préparer en herboristerie l'huile de soin suivante :

HV de noisette	30 ml
HE d'estragon *(Artemisia dracunculus)*	5 gouttes
HE de camomille romaine *(Anthemis nobilis)*	5 gouttes
HE d'ylang-ylang *(Cananga odorata)*	5 gouttes

• Appliquer en petites quantités, 1 ou 2 fois par jour, sur le bas-ventre et le bas du dos.

+

COMPLÉMENTS

Afin d'agir sur le terrain, penser à faire des cures de magnésium marin, de vitamines naturelles du groupe B, surtout la B6, de zinc et de capsules d'huile d'onagre si possible associées à des oméga 3 (huiles biologiques de première pression à froid de noix, de colza, de soja, de lin ou de cameline).

Tendinite

Cette inflammation du tendon survient généralement après un effort violent ou répété, ou après un traumatisme. Le bon sens préconise de mettre le tendon au repos, ce qui n'est pas toujours aisé. On pensera aussi à boire beaucoup d'eau pour hydrater les tendons qui ont besoin d'eau pour fonctionner de manière optimale. Les plantes, quant à elles, vont soulager l'inflammation et aider à maintenir la souplesse du tendon.

GEMMOTHÉRAPIE

Le macérat-mère de bourgeons de cassis est un *must* dans le traitement de ce trouble. Il se révèle un remarquable anti-inflammatoire.

- 5 à 10 gouttes par jour, réparties en 2 prises.

+

AROMATHÉRAPIE

Les huiles essentielles anti-inflammatoires et réparatrices seront de précieuses alliées. Masser le tendon douloureux 2 à 3 fois par jour, jusqu'à disparition des douleurs, avec l'huile de soin suivante à composer ou faire composer en herboristerie :

Huile de macération d'arnica ....30 ml
HE d'eucalyptus citronné *(Eucalyptus citriodora)* ....20 gouttes
HE de laurier noble *(Laurus nobilis)*.....................................10 gouttes
HE de menthe poivrée *(Mentha piperata)*................................5 gouttes
HE d'hélichryse italienne *(Helichrysum italicum)* ....10 gouttes

et/ou

Masser les zones douloureuses 2 à 3 fois par jour jusqu'à disparition des douleurs, avec du gel de silice neutre enrichi en huiles essentielles. Dans ce cas, préparer ou faire préparer le mélange suivant :

HE d'eucalyptus citronné *(Eucalyptus citriodora)* .... 3 ml
HE de laurier noble *(Laurus nobilis)* .... 3 ml
HE de menthe poivrée *(Mentha piperata)* .... 10 gouttes
HE d'hélichryse italienne *(Helichrysum italicum)* .... 1 ml

• Placer un peu de gel de silice neutre dans le creux de la main. Ajouter 2 à 3 gouttes de la synergie d'huiles essentielles. Mélanger au doigt avant de procéder au massage.

+

SOINS COMPLÉMENTAIRES

On pensera à compléter son alimentation à l'aide de silice. La silice est l'un des constituants du tissu conjonctif, le tissu corporel le plus abondant dans le corps dont la fonction est d'assurer jonction et soutien. Au niveau locomoteur, elle apporte souplesse et mobilité aux tendons. Notre capital silice s'amoindrissant au fil des années, l'intérêt d'un apport extérieur est donc évident.
Prendre en cure de 21 jours, renouvelable selon besoin :
Silice organique naturelle buvable, si possible à base d'ortie (voir posologie sur l'emballage).

Tennis-elbow (voir Tendinite)

Tiques (morsures de)

Depuis quelques années, les tiques sont devenues un véritable fléau à la campagne tant elles sont nombreuses. Réchauffement climatique, disparition progressive des petites exploitations agricoles où les paysans avaient encore le temps de nettoyer leurs terres et forêts, accroissement des surfaces forestières... Bref, quelles que soient les causes, les tiques sont là et, avec elles, la redoutable maladie de Lyme.
Aussi, lorsque vous retrouvez une tique avec le rostre enfoncé dans votre peau, que faire ?

- À l'aide d'un crochet tire-tique, retirer l'acarien.
- Désinfecter l'endroit de la morsure et son pourtour à l'aide d'un produit classique ou de teinture-mère de souci des jardins (en herboristerie). À raison de 1 volume de teinture dilué dans 3 volumes d'eau bouillie refroidie.
- Masser ensuite l'endroit de la morsure et son pourtour avec une goutte d'HE d'arbre à thé *(Melaleuca alternifolia)* et 1 goutte d'HE de lavande aspic *(Lavandula spica)*, 2 fois par jour, pendant cinq jours.
- Prendre immédiatement Phytaroma Capsules G.A.E. ou Pranarôm Capsules Origan ou Immunessence, ou Biofloral Complexe Défenses naturelles, selon la posologie indiquée sur les emballages. Poursuivre le traitement pendant 5 jours.
- Surveiller attentivement l'endroit de la morsure. En cas d'apparition d'une zone circulaire rouge, consulter immédiatement un médecin.

• Faire pratiquer une sérologie de Lyme lors d'un prochain examen sanguin.

Torticolis (voir Mal de dos)

Toux (voir Bronchite)

Trac (voir Peurs)

Trachéite (voir Angine)

Transpiration excessive

De nombreuses personnes souffrent de ce phénomène dû la plupart du temps à une hyperactivité des glandes sudorales. Le stress et la chaleur n'améliorent pas la situation. Les plantes vont encore une fois agir positivement.

■ Voie interne

PHYTOTHÉRAPIE

Le premier jour, boire 2 tasses à thé d'infusion de sauge officinale. Le lendemain, boire 2 tasses à thé d'infusion d'hysope. Alterner ainsi pendant 21 jours. À renouveler selon besoin après un arrêt de 21 jours.
L'hysope et la sauge sont antisudorales et cette dernière

est particulièrement adaptée aux transpirations excessives liées à la ménopause. Attention toutefois, la sauge officinale ne convient pas aux personnes souffrant de mastose ou de cancer hormono-dépendant.

■ Voie externe

En plus d'une hygiène impeccable, pour éviter les odeurs corporelles, vous pouvez appliquer chaque jour un déodorant naturel bio, du type Déodorant à la menthe verte[1].

Troubles de l'humeur (voir Nervosité)

Troubles digestifs (voir Digestion, troubles de la)

Turista (voir Diarrhée)

1. Voir du même auteur *Naturo Beauté* (Albin Michel, 2012).

Ulcère stomacal

L'ulcère est dû à une bactérie : l'*Helicobacter pylori*. On ignore comment elle colonise certains estomacs aussi la prévention est-elle difficile. Les plantes vont agir à plusieurs niveaux : calmer les douleurs, réduire l'inflammation et détruire la bactérie pathogène.

PHYTOTHÉRAPIE

Infusion

Composer ou faire composer en herboristerie le mélange de plantes suivant :

Angélique (semences)	20 g
Matricaire (fleurs)	20 g
Achillée millefeuille (sommités fleuries)	20 g
Guimauve (racine concassée)	20 g
Menthe douce (feuilles)	5 g
Souci des jardins (fleurs)	10 g
Réglisse (bâton concassé)	5 g

• Mettre 1 cuil. à dessert de plantes par tasse à thé d'eau (200 ml environ).
• Laisser bouillir 2 minutes puis laisser infuser 5 minutes. Filtrer.
• Boire 2 à 3 tasses par jour pendant 21 jours.
• À renouveler selon besoin après un arrêt de 21 jours.

L'angélique est apaisante, comme la matricaire, et digestive, comme la menthe douce. La guimauve, le souci des jardins et la réglisse sont adoucissants. L'achillée millefeuille est cicatrisante.

+

GEMMOTHÉRAPIE

Le macérat-mère de bourgeons de figuier a une action apaisante notamment sur les inflammations des muqueuses digestives. Il va donc favoriser la cicatrisation de la muqueuse gastrique.

- 10 gouttes le soir au coucher dans un peu d'eau.

+

AROMATHÉRAPIE

Pour une action anti-infectieuse, prendre également Phytaroma Capsules G.A.E., ou Pranarôm Capsules Origan ou Immunessence, ou Biofloral Complexe Défenses naturelles, selon la posologie indiquée sur les emballages.

+

FLEURS DE BACH ET ÉLIXIRS FLORAUX

En cas de crise, on pourra essayer **Rescue** (Remède de Secours) à raison de 4 gouttes dans un peu d'eau.

+

COMPLÉMENTS

Le lithothamne, une algue qui exerce un pouvoir tampon antiacide, est particulièrement efficace. À prendre en dehors des repas sous forme de gélules ou de comprimés. Commencer par 10 jours de cure et poursuivre selon besoin. Suivre la posologie indiquée sur l'emballage.

Urticaire

Cette affection cutanée se traduit par des plaques rouges gonflées, accompagnées de démangeaisons et souvent de vésicules. Elle est d'origine allergique.

■ Voie externe

L'application de compresses imprégnées d'hydrolats de lavande vraie *(Lavandula angustifolia)* et de camomille romaine *(Anthemis nobilis)* soulage les démangeaisons. Les laisser posées 10 minutes. À renouveler.

■ Voie interne

Prendre 3 granules, 3 fois par jour de **Histaminum 9 CH** et **Apis mellifica 9CH**, jusqu'à disparition des symptômes.

Vaginites

Il s'agit d'infections qui se manifestent par l'inflammation de la paroi interne du vagin. Les vaginites sont le plus souvent d'origine infectieuse et causées par des micro-organismes : bactéries, champignons microscopiques, parasites, virus. La plupart du temps, c'est un simple déséquilibre de la flore vaginale qui est le point de départ de la multiplication des micro-organismes responsables de l'affection. Près de 2 femmes sur 3 sont touchées au moins une fois dans leur vie par une infection vaginale.

■ Prévention

L'utilisation par voie orale de pré- et probiotiques protège la flore vaginale, prévenant ainsi les risques d'infection. En faire des cures de 8 à 10 jours, 2 fois par an environ (voir la posologie sur les emballages).

Il convient aussi de recourir pour la toilette à des bases lavantes douces avec un pH neutre et de porter des sous-vêtements en coton.

De plus, en période de ménopause, penser à faire des cures d'une tisane agissant sur l'équilibre hormonal. En effet, la carence en œstrogènes a une incidence sur l'équilibre de la flore vaginale, voir *Ménopause* p. 165).

■ Soins

Voie externe

Préparer ou faire préparer l'huile de soins suivante :

Macération huileuse de souci des jardins ....30 ml
HE de géranium rosat *(Pelargonium x asperum)*............................1 ml
HE d'arbre à thé *(Melaleuca alternifolia)*.................................1 ml
HE de thym à thujanol *(Thymus vulgaris CT Thujanol)*....................1 ml

• Appliquer localement 3 à 4 gouttes de cette huile matin et soir jusqu'à disparition des symptômes.

Voie interne

Les pré- et probiotiques protègent et régénèrent la flore vaginale. On a vu leur utilité en prévention ; on pensera aussi à en faire une cure lors d'un épisode infectieux, pendant 8 à 10 jours (voir la posologie sur les emballages).

Varicelle (voir Zona)

Varices (voir Insuffisance veineuse)

Varicosités (voir Insuffisance veineuse)

Vergetures

Ces faisceaux de lignes parallèles rouges puis blanches résultent d'une rupture des fibres élastiques de l'épiderme. Elles sont souvent le lot des femmes enceintes, surtout en fin de grossesse, et apparaissent également avec l'âge. Les soins naturels vont intervenir en prévention mais aussi pour essayer d'atténuer les vergetures installées.

■ Voie externe

AROMATHÉRAPIE

Préparer ou faire préparer en herboristerie le mélange suivant :

HE de géranium rosat *(Pelargonium x asperum)* ....4 ml
HE de bois de rose[1] *(Aniba rosaeodora)* ....4 ml

1. Attention à utiliser cette huile essentielle avec parcimonie car la production a raréfié l'arbre d'origine, aujourd'hui protégé.

HE de lentisque pistacher *(Pistacia lentiscus)* .... 1 ml
HE d'hélichryse italienne *(Helichrysum italicum)* .... 1 ml

• 2 fois par jour, masser la zone des vergetures avec une noix de gel de silice neutre dans lequel vous ajouterez 2 à 3 gouttes de ce mélange d'huiles essentielles.

ou

• 2 fois par jour, masser la zone des vergetures avec 1 cuil. à soupe d'huile végétale de rose musquée dans laquelle vous ajouterez 2 à 3 gouttes du mélange d'huiles essentielles ci-dessus. Traitement sur du long terme, mais pas en continu.

La silice restructure le collagène, l'huile végétale de rose musquée est cicatrisante, les huiles essentielles retenues agissent sur la circulation et la cicatrisation.

■ Voie interne

L'absorption d'Ortie Silice buvable (Biofloral) va aider à prévenir les vergetures. En effet, comme la silice restructure le collagène, elle contribue à raffermir et renforcer la peau tout en améliorant son élasticité.

ET AUSSI...

L'huile végétale de rose musquée *(Rosa mosqueta* ou *rubiginosa)*, que nous venons de mentionner, est obtenue par pression des graines d'un rosier sauvage du Chili. L'huile à la rose, quant à elle, est obtenue par macération de pétales de rose *gallica*, *centifolia* ou *damascena* dans une huile végétale. Ce sont des produits différents aux propriétés différentes.

Verrues

Les verrues surviennent suite à une infection virale qui entraîne la prolifération des cellules de l'épiderme. Elles sont donc contagieuses. Elles s'installent souvent sur un terrain anxieux, affaibli ou carencé en silice et magnésium.

■ Voie externe

L'application de suc frais de chélidoine ou d'alcoolature (ou teinture-mère) pure de chélidoine reste un incontournable.

Le mélange en quantités égales des trois huiles essentielles suivantes est aussi très efficace :

HE de sarriette *(Satureja montana)*
HE de cannelle de Ceylan *(Cinnamomum zeylanicum)*
HE de citron *(Citrus limon)*

• Appliquer 2 fois par jour jusqu'à disparition des verrues.

• Entre deux applications, enduire le pourtour de la verrue avec une crème nourrissante du type Crème au souci des jardins car la chélidoine, comme les huiles essentielles retenues, sont irritantes pour la peau.

+

■ Voie interne

Magnésium d'origine marine

+ Vitamines du groupe B sous forme de levure de bière notamment

• Cure de 21 jours, à renouveler selon besoin. Suivre la posologie indiquée sur les emballages.

ET AUSSI...

La sarriette, que nous venons de mentionner, est dermocaustique sous la forme d'huile essentielle. La plante tout entière est réchauffante, dynamisante, tonique et même aphrodisiaque. C'est ce qui lui valut jadis d'être interdite de plantation dans les monastères !

Vomissements (voir Nausées)

Zona

C'est le même virus que la varicelle. Il se loge le long d'un nerf et apparaît sous la forme de petites vésicules emplies « d'eau ». Ça fait mal, même très mal parfois. Comme toujours, ce virus se manifeste lorsque l'on est fatigué, stressé ou après un choc émotionnel. Les plantes vont soulager les douleurs de manière significative.

■ Voie externe

PHYTOTHÉRAPIE

• Préparer des compresses d'infusions de fleurs de tilleul, de mauve ou camomille.
• Mettre 1 cuil. à soupe de fleurs fraîches ou séchées pour 1/4 litre d'eau froide.
• Porter à ébullition, laisser infuser 10 minutes puis filtrer soigneusement.
ou

• Faire de même avec des compresses d'hydrolat de tilleul ou de camomille romaine.
• Appliquer sur la zone douloureuse pendant 10 minutes avec de la gaze stérile imprégnée d'infusé ou d'hydrolat, matin et soir, pendant une dizaine de jours.

Voie interne

Préparer ou faire préparer en herboristerie le mélange de plantes suivant :

Angélique (racine) .... 10 g
Aunée (racine) .... 10 g
Gentiane (racine) .... 5 g
Gingembre (rhizome) .... 20 g
Romarin (sommités fleuries) .... 30 g
Ortie piquante (feuilles) .... 20 g
Thym (sommités fleuries) .... 25 g

• Mettre 1 cuil. à dessert de plantes par tasse à thé d'eau (200 ml environ).
• Laisser bouillir 2 minutes puis laisser infuser 5 minutes.
• Filtrer.
• Boire 2 tasses par jour pendant 21 jours.

Les plantes choisies sont toniques, fortifiantes et reminéralisantes, pour aider l'organisme à récupérer plus rapidement.

En lieu et place de l'infusion, on peut choisir le Grand Élixir Biofloral Concentration, Mémoire, Vitalité ou le Grand Élixir Biofloral Circulation, Digestion, Bien-être.

+

Associer à l'infusion ou à l'élixir la Fleur de Bach **Impatiens**. Elle agit sur toutes les douleurs en lien avec les nerfs : 2 gouttes dans un peu d'eau, 2 à 3 fois par jour pendant 21 jours.

Soins adaptés aux tout-petits

Les conseils qui suivent sont adaptés aux nourrissons et aux jeunes enfants. Il s'agit de soins d'une grande douceur et d'une belle efficacité pour les troubles les plus courants dans cette tranche d'âge. Comme d'habitude, et plus particulièrement encore, on choisira des produits 100 % bio.

Agitation et nervosité

Qu'il s'agisse de détendre un bébé nerveux dans la journée ou le soir au coucher, les remèdes seront les mêmes.

PHYTOTHÉRAPIE

Infusion

Mélanger 2 ou 3 des plantes suivantes en quantités égales : Coquelicot (pétales), Eschscholtzia (pétales), Camomille matricaire (fleurs), Serpolet (sommités fleuries), Oranger (fleurs), Tilleul (fleurs).

- Infusion 3 à 5 minutes maxi. Filter. La dose sera répartie sur la journée. Traitement de 8 à 10 jours à renouveler selon besoin après arrêt d'une semaine. Ces plantes apaisent et facilitent le sommeil.
- À raison de 1 petite cuil. à café du mélange de plantes pour un biberon d'eau légèrement sucrée à l'aide de miel, de mélasse ou de sucre complet, par exemple.

HYDROLATS OU EAUX FLORALES

En lieu et place des infusions, on peut opter pour des hydrolats. Préparer ou faire préparer en herboristerie le mélange d'hydrolats suivants :

Lavande vraie *(Lavandula angustifolia)*
Camomille romaine *(Anthemis nobilis)*
Fleurs d'oranger *(Citrus aurantium ssp aurantium)*
Tilleul *(Tilia cordata)*.

• Donner 1 petite cuil. à café du mélange dans un peu d'eau légèrement sucrée à l'aide de miel, de mélasse ou de sucre complet, par exemple, 1 ou 2 fois par jour dont 1 au coucher.
• Traitement de 8 à 10 jours, à renouveler selon besoin après arrêt d'une semaine.
Ces hydrolats apaisent et facilitent le sommeil.

FLEURS DE BACH ET ÉLIXIRS FLORAUX

On pourra ajouter aux infusions ou aux hydrolats des Fleurs de Bach dont on connaît les effets remarquables sur les états émotionnels. L'idéal est de choisir les Fleurs de Bach adaptées à votre enfant. Vous pouvez vous faire conseiller ou étudier vous-même les indications qui permettent de les sélectionner (voir les ouvrages de référence à la fin de ce livre). Toutefois, pour débuter ou pour se simplifier la vie, il est possible de recourir à des complexes Fleurs de Bach « enfants » tout prêts comme ceux vendus par Biofloral. Sans alcool, ils sont vraiment pratiques.

Petit Tourbillon ou **Ange gardien.** Suivre la posologie indiquée sur l'emballage.

On peut aussi appliquer un peu de **Rescue** (Crème de secours) sur le plexus solaire de bébé chaque fois qu'il est sujet à de la nervosité.

Bronchiolite (voir Infections)

Constipation

Constipation passagère, constipation plus récurrente, alternance de constipation et de diarrhée, le système digestif des tout-petits est sensible et souvent sujet à des perturbations. Les plantes vont aider à le réguler et à l'adoucir.

PHYTOTHÉRAPIE

Infusion

On pourra donner des sommités fleuries de serpolet seules ou accompagnées de fleurs de pêcher.

- À raison de 1 petite cuil. à café du mélange de plantes pour un biberon d'eau légèrement sucrée à l'aide de miel, de mélasse ou de sucre complet, par exemple.
- Laisser infuser 3 à 5 minutes maximum. Filtrer.
- La dose sera répartie sur la journée. Traitement de 3 à 5 jours.

La manne en larmes (*Fraxinus ornus*) est aussi remarquablement efficace et douce. À raison d'un petit morceau à dissoudre dans un peu d'eau tiède, deux fois par jour. Traitement de 3 à 5 jours.

COMPLÉMENTS

Ajouter des probiotiques adaptés aux très jeunes enfants, du type bifidobactéries. Ils vont contribuer à équilibrer le système digestif. On les trouve en herboristerie, dans les magasin bio ou en pharmacie. Suivre la posologie indiquée sur les emballages.

Dermite séborrhéique

Communément appelée « croûtes de lait », cette affection se manifeste par de petites peaux sèches, ou des croûtes grasses et jaunes sur le cuir chevelu. Celui-ci peut également être nauséabond et de petits boutons rouges peuvent apparaître sur les joues.

HYDROLATS ET EAUX FLORALES

Le soir, vaporiser de l'hydrolat de camomille romaine *(Anthemis nobilis)* sur le cuir chevelu de bébé. Laisser sécher avant d'appliquer une petite quantité de crème au calendula. Le lendemain matin, faire un shampoing doux. Poursuivre jusqu'à nette amélioration.

FLEURS DE BACH ET ÉLIXIRS FLORAUX

On peut de temps en temps remplacer la **Crème au calendula** par de la **crème Rescue** (crème de Secours).

Diarrhées

Il est évident que la consultation d'un médecin est indispensable car l'on sait combien l'enfant peut se déshydrater rapidement en cas de diarrhée. On sait également qu'il est essentiel de faire boire l'enfant pour éviter justement toute déshydratation. Ceci posé, voici les remèdes pouvant aider à enrayer une diarrhée.

PHYTOTHÉRAPIE

Infusion

Préparer ou faire préparer en herboristerie un mélange de feuilles de fraisier et de feuilles de ronce. À raison de 1 petite cuil. à café du mélange de plantes pour un biberon d'eau sucrée à l'aide de miel, de mélasse ou de sucre complet, par exemple. Infusion 3 à 5 minutes maximum. La dose sera répartie sur la journée. Traitement de 3 à 5 jours.

HYDROLATS OU EAUX FLORALES

Pour couvrir l'éventuel état infectieux, on donnera, en plus de l'infusion, des hydrolats. Préparer ou faire préparer en herboristerie l'un des deux mélanges suivants :

Mélange 1

Hydrolat de thym à linalol *(Thymus off. CT linalol)*........................50 ml
Hydrolat d'arbre à thé *(Melaleuca alternifolia)*.............................50 ml

ou

Mélange 2

Hydrolat de sarriette *(Satureja montana)*.....................................20 ml
Hydrolat d'origan *(Origanum compactum)*....................................10 ml
Hydrolat de thym à linalol ou à thujanol *(Thymus off. CT linalol ou thujanol)*...30 ml
Hydrolat de menthe poivrée *(Mentha piperita)*.............................10 ml
Hydrolat de sapin géant *(Abies grandis)*.......................................15 ml
Hydrolat de romarin à verbénone *(Rosmarinus off. CT verbénone)*.......15 ml

• Donner 1 petite cuil. à café du mélange choisi dans un peu d'eau légèrement sucrée à l'aide de miel, de mélasse ou de sucre complet, par exemple, 1 à 2 fois par jour.
• Traitement à poursuivre jusqu'à nette amélioration (3 à 5 jours).

SOINS COMPLÉMENTAIRES

On ajoutera des probiotiques adaptés aux très jeunes enfants, du type bifidobactéries. Ils vont contribuer à équilibrer le système digestif. On les trouve en herboristerie, en magasins bio ou en pharmacie. Suivre la posologie indiquée sur les emballages.

FLEURS DE BACH ET ÉLIXIRS FLORAUX

Si les diarrhées surviennent suite à une contrariété ou de la nervosité, on pourra ajouter, aux infusions ou hydrolats, des Fleurs de Bach dont on connaît les effets remarquables sur les états émotionnels. L'idéal est de choisir les Fleurs de Bach adaptées à votre enfant. Vous pouvez vous faire conseiller ou étudier vous-même les indications qui permettent de les sélectionner. J'ai indiqué des ouvrages de référence à la fin de ce livre. Toutefois, pour débuter ou pour se simplifier la vie, il est possible de recourir à des complexes Fleurs de Bach « enfants » tout prêts comme ceux vendus par Biofloral. Sans alcool, ils sont vraiment pratiques.

Petit Tourbillon ou **Ange gardien**. Suivre la posologie indiquée sur l'emballage.

On peut aussi appliquer un peu de **crème Rescue** (crème de secours) sur le plexus solaire de bébé pour le détendre ou calmer son inquiétude lors de l'épisode de diarrhée.

Douleurs

Les dents poussent, le vaccin engendre des douleurs, bébé s'est cogné, etc. les douleurs n'épargnent pas le monde des tout-petits ! Là encore, les plantes vont apaiser les souffrances.

PHYTOTHÉRAPIE

Infusion

Mélanger de la lavande officinale (fleurs) et de la camomille matricaire (fleurs) en quantités égales.

• À raison de 1 petite cuil. à café du mélange de plantes pour un biberon d'eau légèrement sucrée à l'aide de miel, de mélasse ou de sucre complet, par exemple.

• Infusion 3 à 5 minutes maximum. La dose sera répartie sur la journée. Traitement à poursuivre jusqu'à nette amélioration.

HYDROLATS OU EAUX FLORALES

En lieu et place des infusions, on peut opter pour des hydrolats. Préparer ou faire préparer en herboristerie le mélange d'hydrolats suivants, en quantités égales :

Lavande vraie *(Lavandula angustifolia)*
Camomille romaine *(Anthemis nobilis)*.

- À raison de 1 petite cuil. à café du mélange dans un peu d'eau légèrement sucrée à l'aide de miel, de mélasse ou de sucre complet, par exemple, 1 ou 2 fois par jour.
- Traitement à poursuivre jusqu'à nette amélioration.

Cas spécifique de douleur : la poussée dentaire
Appliquer une petite compresse imbibée d'hydrolat de camomille romaine *(Anthemis nobilis)* sur la gencive douloureuse, 2 ou 3 fois par jour pendant 3 à 5 jours. Lors de l'application, bébé va absorber de l'hydrolat, ce qui sera tout à fait bénéfique.
En lieu et place de l'hydrolat de camomille romaine, on peut opter pour **Chamomilla 9 CH**, 3 granules 3 fois par jour, pendant 3 à 5 jours.
On appliquera aussi un peu de **Crème Rescue** (Crème de secours) sur le plexus solaire de bébé pour le détendre, 2 ou 3 fois par jour.

Eczéma

La peau est rouge, gonflée, de petites cloques apparaissent, cela démange et se termine par des croûtes. L'eczéma apparaît sur un terrain allergique et se manifeste spontanément ou suite au contact avec un agent qui se révèle allergène pour la peau. Les soins naturels vont aider mais il faut être patient avant de constater des résultats tangibles.

FLEURS DE BACH ET ÉLIXIRS FLORAUX

- Appliquer de la **Crème Rescue** (Crème de secours) sur le plexus solaire de bébé pour le détendre et sur les zones eczémateuses en fine couche, deux fois par jour. D'autre part, ajouter chaque fois 2 ou 3 gouttes de **Crab Apple** (Pommier sauvage) dans son bain. Poursuivre jusqu'à nette amélioration.

HYDROLATS

En lieu et place de la **Crème Rescue** (Crème de secours) ou en alternance avec elle, composer ou faire composer en herboristerie une lotion contenant les trois hydrolats suivants en quantités égales :

Lavande vraie *(Lavandula angustifolia)*
Géranium rosat *(Pelargonium x asperum)*
Camomille romaine *(Anthemis nobilis)*

• En vaporiser les plaques d'eczéma, 2 fois par jour. Une fois la peau sèche, appliquer un peu de crème au calendula.
• Poursuivre jusqu'à nette amélioration.

ET AUSSI...

• Éliminer autant que faire se peut les contacts avec les allergènes connus.
• Veiller à l'alimentation : le lait de vache est souvent responsable de réactions allergiques.

Érythème fessier

Cet érythème survient généralement suite à une diarrhée ou à une maladie aiguë. La peau des fesses et des parties génitales se couvre de plaques rouges douloureuses qui peuvent s'ulcérer et suinter.

HYDROLATS

Matin et soir, vaporiser de l'hydrolat de camomille romaine *(Anthemis nobilis)* sur les zones atteintes. Laisser sécher avant d'appliquer une fine couche de crème au calendula.

FLEURS DE BACH ET ÉLIXIRS FLORAUX

On peut de temps en temps remplacer la crème au calendula par de la **Crème Rescue** (Crème de secours) .

Fièvre

Il est évident qu'en cas de fièvre élevée (au-dessus de 38,5° C) ou de fièvre persistante, la consultation rapide d'un médecin est indispensable. Ceci posé, il est possible de faire baisser la fièvre grâce aux plantes.

PHYTOTHÉRAPIE

Infusion

- Mélanger des fleurs de sureau et des sommités fleuries de serpolet en quantités égales.
- À raison de 1 petite cuil. à café du mélange de plantes pour un biberon d'eau légèrement sucrée à l'aide de miel, de mélasse ou de sucre complet, par exemple.
- Infusion 3 à 5 minutes maximum.
- La dose sera répartie sur la journée.
- Poursuivre le traitement à jusqu'à nette amélioration.

SOINS COMPLÉMENTAIRES

Selon besoin, compléter l'action de l'infusion avec les remèdes prescrits dans *Infections*, ci-dessous.

Infections

Elles s'accompagnent généralement de fièvre et doivent dans ce cas bien entendu faire l'objet d'une surveillance accrue. La consultation rapide d'un médecin s'impose si la fièvre est élevée (au-dessus de 38,5° C) ou persistante. Ceci posé, il est possible de contrôler l'infection, et donc la fièvre, grâce à des plantes bien choisies.

PHYTOTHÉRAPIE

Infusion

Le thym est souverain dans les infections.

- À raison de 1 petite cuillère à café de sommités fleuries pour un biberon d'eau légèrement sucrée à l'aide de miel, de mélasse ou de sucre complet, par exemple.
- Infusion 3 à 5 minutes maximum. Filtrer.
- La dose sera répartie sur la journée.
- Poursuivre le traitement 5 à 8 jours.

HYDROLATS OU EAUX FLORALES

En lieu et place de l'infusion, on peut opter pour des hydrolats. Polyvalents, ils sont aussi efficaces en cas de gastro-entérite que de cystite ou d'angine, par exemple. Préparer ou faire préparer en herboristerie l'un des deux mélanges suivants :

Mélange 1

Hydrolat de thym à linalol *(Thymus off. CT linalol)*........................50 ml
Hydrolat d'arbre à thé *(Melaleuca alternifolia)*..............................50 ml

ou

Mélange 2

Hydrolat de sarriette *(Satureja montana)*.....................................20 ml
Hydrolat d'origan *(Origanum compactum)*...................................10 ml
Hydrolat de thym à linalol ou à thujanol *(Thymus off. CT linalol ou thujanol)*...30 ml
Hydrolat de menthe poivrée *(Mentha piperita)*.............................10 ml
Hydrolat de sapin géant *(Abies grandis)*......................................15 ml
Hydrolat de romarin à verbénone *(Rosmarinus off. CT verbénone)*...15 ml

- Donner 1 petite cuil. à café du mélange choisi dans un peu d'eau légèrement sucrée à l'aide de miel, de mélasse ou de sucre complet, par exemple, 1 à 2 fois par jour.
- Poursuivre le traitement 5 à 8 jours.

SOINS COMPLÉMENTAIRES

Compléter l'action des remèdes anti-infectieux par des infusions pour faire baisser la fièvre. Se reporter à *Fièvre*, p. 240.

■ Cas spécifique d'infection : la bronchiolite

C'est une infection respiratoire d'origine virale qui provoque une inflammation des bronchioles. Elle se manifeste par une accélération du rythme respiratoire avec sifflements, une toux parfois quinteuse, le pincement des narines et de la fatigue.
Appliquer les soins mentionnés dans *Infections* et *Fièvre*

auxquels on ajoutera le Sirop de l'hiver (1 cuil. à café le matin et le soir au coucher) :

Recette du sirop de l'hiver

Thym (sommités fleuries)	*20 g*
Lierre terrestre (parties aériennes)	*15 g*
Pin (aiguilles ou bourgeons)	*15 g*
Plantain (feuilles)	*35 g*
Anis vert (semences)	*15 g*
Eau	*1, 5 litre*
Sucre de canne blanc ou roux	*prévoir 2 kg*

• Veiller à une hygiène optimale tant au niveau de la manipulation, que du plan de travail, des ustensiles et des ingrédients.
• Verser l'eau bouillante sur les plantes fraîches ou sèches, préalablement ciselées.
• Déposer un couvercle sur le récipient et laisser infuser 15 minutes environ.
• Filtrer.
• Ajouter 165 g de sucre pour 100 ml d'infusé obtenu.
• Porter à ébullition et faire cuire jusqu'à consistance d'un sirop en maintenant une légère ébullition. Cela prend entre 7 à 10 minutes.
• Mettre en flacons de 200 ml par exemple, boucher et renverser chaque flacon.
• Étiqueter en indiquant le contenu et la date de fabrication.
• Votre sirop se conserve 1 ou 2 ans environ à l'abri de l'humidité, de la chaleur et de la lumière.
• Attention à ne pas confondre le lierre terrestre *(Glechoma hederacea)* avec le lierre grimpant *(Hedera helix)* qui, lui, s'utilise par voie externe afin de lutter contre la cellulite.

+

Utiliser aussi l'huile de soins suivante :

HV d'amande douce ....30 ml
HE de bois de rose *(Aniba rosaeodora)*....................................2 gouttes
HE d'eucalyptus radié *(Eucalyptus radiata)*...............................1 goutte
HE de lavande vraie *(Lavandula angustifolia)*............................1 goutte
HE de myrte *(Myrtus communis)* ....1 goutte
HE de romarin CT cinéole *(Rosmarinus officinalis CT cinéole)* ... 2 gouttes

• Appliquer en massage léger 4 à 5 gouttes de cette huile sur le thorax, matin et soir.

Poussées dentaires (voir Douleurs)

Conclusion sur les soins naturels adaptés aux tout-petits

• Toutes les plantes ne conviennent pas en infusion pour les tout-petits. Nous avons indiqué, dans cette section consacrée aux bébés et jeunes enfants, celles qui allient efficacité et douceur.

• Les hydrolats sont particulièrement bien adaptés aux enfants mais tous ne leur conviennent pas. Nous avons indiqué, dans cette section consacrée aux bébés et jeunes enfants, ceux qui allient efficacité et douceur.

• L'ingestion d'huile essentielle est interdite chez le bébé et le jeune enfant.

• L'application externe d'huiles essentielles est permise à condition qu'elles soient diluées dans de l'huile végétale et que leur pourcentage soit très faible (0,5 à 1 % maximum). Attention, seules certaines huiles essentielles peuvent être utilisées par voie externe :

- Camomille romaine *(Anthemis nobilis)* : agitation, insomnie, peaux irritées.
- Ciste ladanifère *(Cistus ladaniferus)* : en cas de saignement.
- Hélichryse italienne *(Helicrysum italicum)* : en cas d'hématome.
- Lavande vraie *(Lavandula angustifolia)* : agitation, insomnie, peaux irritées, brûlures, prévention contre les poux.
- Mandarine *(Citrus reticulata)* : apaisante
- Marjolaine *(Origanum majorana)* : apaisante.

Soins adaptés à la femme enceinte

Les conseils qui suivent sont adaptés à la femme enceinte. Il s'agit de soins d'une grande douceur et d'une belle efficacité pour les troubles les plus courants pouvant survenir au cours de cette attente émerveillée. Comme d'habitude, et plus particulièrement encore, on choisira des produits 100 % bio.

Acné

Lors de la grossesse, les perturbations hormonales peuvent engendrer de l'acné. Vous trouverez ci-après quelques conseils aisés à suivre pour aider à résoudre ce petit problème.

PHYTOTHÉRAPIE

Infusion

Bardane (racine concassée)	20 g
Pensée sauvage (fleurs)	10 g
Serpolet (sommités fleuries)	50 g
Ortie piquante (feuilles)	30 g
Pissenlit (feuilles)	10 g

• Mettre 1 cuil. à dessert du mélange de plantes par tasse à thé d'eau (environ 200 ml).
• Laisser infuser 7 à 10 minutes.
• Boire 2 tasses par jour pendant 10 jours. À renouveler selon besoin.

La bardane, l'ortie et la pensée agissent directement sur l'émonctoire peau qu'elles assainissent et apaisent. Le serpolet est un anti-infectieux qui assainit lui aussi la peau. Le pissenlit est un draineur hépatobiliaire qui va favoriser les fonctions cutanées.

De plus, garder chaque fois un peu de cette infusion et, lorsqu'elle est tiède, en tamponner les zones acnéiques à l'aide d'une compresse.

GEMMOTHÉRAPIE

Le macérat-mère de bourgeons de cassis est intéressant pour son action anti-inflammatoire.

• Prendre 5 gouttes dans un peu d'eau, 1 fois par jour, pendant 21 jours.

• À renouveler selon besoin après arrêt de 10 jours environ.

FLEURS DE BACH ET ÉLIXIRS FLORAUX

Crab Apple (Pommier sauvage) est l'un des grands classiques dans le traitement de l'acné. Il améliore l'image de soi et aide à diminuer l'effet d'impureté souvent ressenti en cas d'acné. Il a également une action purificatrice.

• Prendre 2 gouttes dans un peu d'eau, 2 à 3 fois par jour, pendant 21 jours.

On l'utilisera aussi par voie externe :

• Verser 4 gouttes dans une tasse d'eau et nettoyer les zones acnéiques à l'aide de ce mélange.

• À renouveler 1 fois dans la journée.

Walnut (Noyer) et **Mimulus** (Mimule) l'accompagneront avec bonheur par voie interne uniquement. **Mimulus** est recommandé pour les peurs précises soit, lors de la grossesse, la peur de l'accouchement, du changement, de la transformation. **Walnut** aide à traverser les périodes de transformation, à mieux accepter les changements.

• Prendre 2 gouttes de la fleur choisie dans un peu d'eau, 2 à 3 fois par jour, pendant 21 jours.

HYDROLATS

Les hydrolats de camomille romaine *(Anthemis nobilis)*, lavande vraie *(Lavandula angustifolia)* et thym à linalol *(Thymus vulgaris CT linalol)*, par exemple, utilisés en lotion, améliorent nettement la qualité de la peau lorsqu'apparaissent de petites imperfections.

• À utiliser 2 fois dans la journée.

AROMATHÉRAPIE

Il est également possible de tamponner les boutons avec 2 ou 3 gouttes pures d'huile essentielle d'arbre à thé *(Melaleuca alternifolia)*.

• À utiliser 1 ou 2 fois dans la journée.

COMPLÉMENTS

Il est indispensable de rééquilibrer et consolider le microbiote intestinal grâce à l'apport de pré- et probiotiques. En cure de 5 à 8 jours, juste après avoir bu une infusion drainante. Cure à renouveler.

ET AUSSI...

Pensez aussi, via l'alimentation, à l'apport de vitamine A (légumes verts foncés ou orangés, fruits oranges, jaunes, rouges, verts), de vitamines du groupe B (levure de bière), de soufre (riz demi-complet, œufs, choux, soja) et d'oméga 3 (huile végétale de colza ou de noix). Pensez aussi à régulariser votre transit intestinal car la santé de la peau en dépend vraiment. Pour cela, l'eau magnétisée (voir p. 32), les fibres douces (céréales bises, fruits et légumes frais) et de l'exercice physique quotidien (marche notamment) font merveille. Pour plus de précisions, vous pouvez vous reporter aux conseils donnés dans la section *Renforcer sa santé* (p. 27).

Agitation et nervosité

Qu'il s'agisse de se détendre dans la journée ou de faciliter l'endormissement le soir, les remèdes seront les mêmes.

PHYTOTHÉRAPIE

Infusion

• Préparer ou faire préparer en herboristerie le mélange de deux ou trois des plantes suivantes : mélisse (feuilles), tilleul (fleurs), oranger (fleurs), matricaire (fleurs), passiflore (fleurs), aubépine (fleurs et feuilles).
• Mettre 1 cuil. à café du mélange de plantes par tasse à thé d'eau (200 ml environ).
• Laisser infuser 5 minutes, filtrer.
• Boire 2 ou 3 tasses par jour dont 1 en fin de journée.
Cure de de 21 jours à renouveler selon besoin après arrêt d'une semaine.
Ces plantes apaisent et facilitent le sommeil.
ou

HYDROLATS OU EAUX FLORALES

En lieu et place des infusions, on peut opter pour des hydrolats.

• Préparer ou faire préparer en herboristerie le mélange d'hydrolats suivants, en quantités égales :

Lavande vraie *(Lavandula angustifolia)*
Camomille romaine *(Anthemis nobilis)*
Fleurs d'oranger *(Citrus aurantium ssp aurantium)*
Tilleul *(Tilia cordata)*

• Mettre 1 cuil. à café du mélange dans un peu d'eau.

• À prendre 2 ou 3 fois par jour dont 1 fois au coucher. En cure de 21 jours, à renouveler selon besoin après arrêt d'une semaine.

Ces hydrolats apaisent et facilitent le sommeil.

+

FLEURS DE BACH ET ÉLIXIRS FLORAUX

On pourra ajouter aux infusions ou aux hydrolats des Fleurs de Bach dont on connaît les effets remarquables sur les états émotionnels. L'idéal est de choisir les Fleurs de Bach adaptées à votre situation personnelle. Vous pouvez vous faire conseiller ou étudier vous-même les indications qui permettent de les sélectionner. J'ai indiqué des ouvrages de référence à la fin de ce livre (p. 288).
Toutefois, pour débuter ou pour se simplifier la vie, il est possible de recourir à des complexes Fleurs de Bach tout prêts comme ceux vendus par Biofloral. Sans alcool, ils sont vraiment pratiques.

Relaxation, anti-stress ou Protection, équilibre ou Ressourcement : suivre la posologie indiquée sur l'emballage.

Vous pouvez aussi appliquer un peu de **Crème Rescue** (crème de secours) sur votre plexus solaire chaque fois que vous êtes sujette à de la nervosité.

Constipation

Lors de la grossesse, l'hypersensibilité n'est pas seulement émotionnelle. Le système digestif est lui aussi souvent sujet à des perturbations. Les plantes vont aider à régulariser la situation et à adoucir ledit système.

PHYTOTHÉRAPIE

Infusion

- Préparer ou faire préparer le mélange de 2 ou 3 des plantes suivantes : serpolet (sommités fleuries), souci des jardins (fleurs), mauve (fleurs), guimauve (fleurs) et romarin (rameaux fleuris).
- Mettre 1 cuil. à café du mélange de plantes par tasse d'eau (200 ml environ).
- Laisser infuser 5 minutes. Filtrer.
- Boire 2 à 3 tasses par jour. Cure de 21 jours à renouveler selon besoin après arrêt d'une semaine.

On pourra préférer le psyllium, une plante aux effets laxatifs très doux. Faire tremper les graines la veille dans un peu d'eau et absorber l'ensemble le matin à jeun en essayant de le mâcher au mieux. À prendre 1 fois par jour pendant 21 jours. À renouveler selon besoin.

SOINS COMPLÉMENTAIRES

On ajoutera des pré- et probiotiques qui vont contribuer à équilibrer le système digestif. Vous les trouverez en herboristerie, magasin bio ou pharmacie. Suivre la posologie indiquée sur les emballages.

Douleurs

Les futures mamans souhaitent se soigner le plus naturellement possible et cela est bien compréhensible. La grossesse est d'ailleurs pour nombre d'entre elles l'occasion de s'intéresser aux plantes. Celles-ci vont les aider à la hauteur de leurs espérances, notamment pour calmer les petites douleurs qui jalonnent notre quotidien.

Infusion

• Préparer ou faire préparer un mélange de deux ou trois des plantes suivantes : lavande officinale (fleurs), matricaire (fleurs), reine des prés (sommités fleuries) et saule (écorce). Penser aussi à ajouter du serpolet en cas de céphalées.
• Mettre 1 cuil. à café du mélange par tasse d'eau (200 ml environ).
• Laisser infuser 5 minutes. Filtrer.
• Boire 2 à 3 tasses par jour. À poursuivre jusqu'à nette amélioration.

Autres

En lieu et place de l'infusion, on peut opter pour de l'EPS (extrait fluide glycériné) de reine-des-prés. Cette plante est intéressante pour son action antalgique. On la choisira, dans ce cas précis, en EPS pour l'absence d'alcool et une teneur plus élevée en principes actifs. Suivre la posologie indiquée sur l'emballage. Traitement à poursuivre jusqu'à nette amélioration.

Fièvre

Il est évident qu'en cas de fièvre élevée (au-dessus de 38,5°) ou de fièvre persistante, la consultation rapide d'un médecin est indispensable. Ceci posé, il est possible de faire baisser la fièvre grâce aux plantes

PHYTOTHÉRAPIE

Infusion

• Préparer ou faire préparer un mélange de deux ou trois des plantes suivantes : sureau (fleurs), serpolet (sommités fleuries), saule (écorce), chardon-bénit (feuilles et/ou fruits) et bourrache (fleurs).
• Mettre 1 cuil. à café du mélange par tasse d'eau (200 ml environ).
• Laisser infuser 5 à 7 minutes. Filtrer.
• Boire 2 à 3 tasses par jour. À poursuivre jusqu'à nette amélioration.

SOINS COMPLÉMENTAIRES

Selon besoin, compléter l'action de l'infusion avec les remèdes prescrits dans le paragraphe *Infections* présenté ci-après.

Infections

Elles s'accompagnent généralement de fièvre et doivent bien entendu faire l'objet d'une surveillance accrue. La consultation rapide d'un médecin s'impose si la fièvre est élevée (au-dessus de 38,5° C) ou persistante. Ceci posé, il est possible de contrôler l'infection, et donc la fièvre, grâce à des plantes bien choisies.

PHYTOTHÉRAPIE

Infusion

Le thym est souverain dans les infections.

- Mettre 1 cuil. à dessert de sommités fleuries par tasse à thé d'eau (200 ml environ).
- Laisser infuser 5 minutes. Filtrer.
- Boire 2 à 3 tasses par jour. Jusqu'à nette amélioration.

ou

HYDROLATS OU EAUX FLORALES

En lieu et place de l'infusion, on peut opter pour des hydrolats. Polyvalents, ils sont aussi efficaces en cas de gastro-entérite que de cystite ou d'angine, par exemple. Préparer ou faire préparer en herboristerie l'un des deux mélanges suivants :

Mélange 1

Hydrolat de thym à linalol *(Thymus off. CT linalol)*........................50 ml
Hydrolat d'arbre à thé *(Melaleuca alternifolia)*..............................50 ml

ou

Mélange 2

Hydrolat de sarriette *(Satureja montana)*......... ....20 ml
Hydrolat d'origan *(Origanum compactum)*...................................10 ml
Hydrolat de thym à linalol ou à thujanol *(Thymus off. CT linalol ou thujanol)* ....30 ml
Hydrolat de menthe poivrée *(Mentha piperita)*.............................10 ml
Hydrolat de sapin géant *(Abies grandis)* ....15 ml
Hydrolat de romarin à verbénone *(Rosmarinus off. CT verbénone)*...15 ml

- Mettre 1 cuil. à café du mélange choisi dans un peu d'eau.
- À prendre 2 ou 3 trois fois par jour, jusqu'à nette amélioration.

SOINS COMPLÉMENTAIRES

Compléter l'action des remèdes anti-infectieux par des infusions pour faire baisser la fièvre. Se reporter au paragraphe *Fièvre* présenté ci-dessus.

Nausées

De nombreuses femmes souffrent de nausées au cours des premiers mois de grossesse. Le produit miracle n'existe pas mais plusieurs plantes peuvent aider à améliorer la situation.

PHYTOTHÉRAPIE

Infusion

Préparer ou faire préparer un mélange de mélisse (feuilles) et de serpolet (sommités fleuries).

- Mettre 1 cuil. à dessert du mélange par tasse à thé d'eau (200 ml environ).
- Laisser infuser 5 minutes. Filtrer.
- Boire 2 à 3 tasses par jour. Jusqu'à nette amélioration.

Le gingembre (*rhizome*) est lui aussi efficace et sera pris en gélule pour plus de facilité (suivre la posologie indiquée sur l'emballage).

AROMATHÉRAPIE

En lieu et place des gélules de gingembre, vous pouvez opter pour l'huile essentielle de gingembre *(Zingiber officinalis).*

- 1 goutte dans un peu de miel ou sur un comprimé neutre, 2 ou 3 fois par jour.

Conclusion sur les soins naturels adaptés à la femme enceinte

• Toutes les plantes ne conviennent pas en infusion aux futures mamans. Nous avons indiqué, dans cette section qui leur est consacrée, celles qui allient efficacité et douceur.

• Les hydrolats sont bien adaptés aux futures mamans mais tous ne leur conviennent pas. Nous avons indiqué, dans cette section qui est consacrée aux femmes enceintes, ceux qui allient efficacité et douceur.

• L'ingestion d'huile essentielle est interdite pendant les trois premiers mois de grossesse. Toutefois, celle de gingembre idéale contre les nausées est l'une des exceptions. À partir du 4e mois, les conseils avertis d'un professionnel de la santé sont indispensables.

• L'application externe d'huile essentielle est permise à condition que les huiles essentielles soient diluées dans de l'huile végétale et que leur pourcentage soit très faible (0,5 à 1 %). Attention seules certaines huiles essentielles peuvent être utilisées en externe :
– Camomille romaine *(Anthemis nobilis)* : agitation, stress, anxiété, insomnie, peaux irritées.
– Ciste ladanifère *(Cistus ladaniferus)* : en cas de saignement.

– Lavande vraie *(Lavandula angustifolia)* : agitation, insomnie, peaux irritées, brûlures.
– Eucalyptus citronné *(Eucalyptus citriodora)* : douleurs du système locomoteur.
– Eucalyptus radié *(Eucalyptus radiata)* et Eucalyptus smithii : rhumes, rhinites, bronchite.
– Ravintsara *(Cinnamomum camphora CT cinéole)* : maux de gorge, infections ORL.
– Lentisque pistachier *(Pistacia lentiscus)* : jambes lourdes, tensions mammaires.
– Mandarine *(Citrus reticulata)* : apaisante.
– Marjolaine *(Origanum majorana)* : apaisante.

Annexes

1 Guide de récolte et d'achat

Vous connaissez maintenant les soins naturels adaptés à une utilisation familiale. Mais comment allez-vous choisir les divers ingrédients et où allez-vous vous les procurer ? La section qui suit comporte les conseils nécessaires à ce sujet.

Plantes au détail

Pour se procurer des plantes de qualité, deux choix s'offrent à vous : soit les acheter en herboristerie ou auprès de producteurs fiables, soit les récolter vous-même.

Si vous les achetez

Vous bénéficiez en herboristerie d'un plus : les conseils de professionnels. Quant aux producteurs, je ne saurais trop vous recommander d'aller vers ceux qui travaillent en agriculture biologique. Certes, des producteurs en agriculture conventionnelle proposent des plantes d'une qualité remarquable mais il faut les connaître. Ainsi, pour éviter aux personnes qui découvrent la phytothérapie des choix malheureux, il semble judicieux de conseiller les producteurs qui ont opté pour le bio. Les cahiers des charges sont suffisamment stricts et encadrés pour que le consommateur puisse leur faire confiance.

Si vous les récoltez

Il va falloir vous organiser quelque peu mais quel plaisir vous vous préparez !

L'étape première est l'identification

Celle-ci nécessite quelques rudiments de botanique et une bonne once de pratique que l'on acquiert sur le terrain. Se lancer seul me semble risqué car gardons à l'esprit que si grand nombre de plantes soignent, quelques-unes peuvent aussi tuer. Les conseils des autochtones et les sorties organisées par des botanistes ou cueilleurs professionnels sont sans doute les meilleures façons de débuter.

Après l'identification vient le moment de la cueillette

Le temps doit être sec et la période adaptée à l'organe de la plante que l'on souhaite récolter. De manière générale, les fleurs se ramassent en début de floraison, les feuilles avant la floraison ou en automne, les racines et les bois au printemps ou à l'automne. Il suffit de penser que la partie récoltée doit bénéficier de l'énergie vitale de la plante. Ainsi, lorsque la plante fleurit, son énergie se concentre sur ladite floraison ; les feuilles et racines sont donc moins riches à ce moment-là, par exemple.

Les parties récoltées seront bien sûr saines, c'est-à-dire exemptes de moisissures, de pucerons, de taches, etc.

La récolte nécessite bien d'autres conditions. Veiller par exemple à ne pas abîmer l'accès aux lieux de récolte, à récolter de-ci de-là afin que notre cueillette passe inaperçue et à ramasser le strict minimum. Bien sûr, on évitera les lieux proches des sources de pollution comme les routes, la proximité de déchets, les passages d'animaux, les champs traités, mais aussi les lignes de moyenne et haute tension, les antennes téléphoniques, etc.

Il me semble aussi indispensable « d'entrer » dans la Nature avec une attitude respectueuse et discrète, soit en conscience.

Enfin, choisir des lieux de récolte harmonieux me paraît un autre *sine qua non*. Des lieux où l'on a envie de s'asseoir, de passer du temps. Depuis quelques années, j'ajoute à tout ce que je viens de citer un dernier critère : l'écoute des chants d'oiseaux. C'est le cadeau d'un ami herboriste et il me ravit. Si les chants d'oiseaux sont eux aussi harmonieux, alors je sais que mon coin de cueillette est le bon ! Que des pies s'agitent, que des corbeaux se répondent les uns aux autres, je passe mon chemin. En revanche, les chants de rouge-gorge ou les longs appels de la buse m'invitent à poser mon panier en osier.

Dans ce panier je dépose un torchon en coton qui m'aide aussi à protéger les plantes récoltées. Je cueille à mains nues ou à l'aide d'un canif réservé à cet effet et dont je passe la lame à l'alcool à la fin de chaque journée de cueillette pour éviter tout risque de contamination d'un lieu de récolte à un autre.

Le séchage suit la cueillette

Sauf dans le cas d'une cueillette pour un usage immédiat, on séchera les plantes à l'ombre et au sec. On peut constituer de petits bouquets que l'on suspend sur une corde à linge dans un lieu sec, aéré et à l'abri du soleil. On peut aussi fabriquer des cadres de séchage à l'aide de baguettes en bois et de grillage de type garde-manger, par exemple. Les plantes seront étalées en fine couche sur ces cadres qui pourront être superposés. Les racines seront coupées surtout dans le sens de la longueur. Là encore, choisir un lieu sec, aéré et à l'abri du soleil.

De même, en fonction du lieu de séchage, protéger les plantes de la poussière à l'aide de papier absorbant par exemple se révèle parfois indispensable.

Le séchage dure généralement entre cinq à huit jours. On vérifie son évolution au jour le jour et on retourne régulièrement les plantes. Toute plante virant au noir ou prenant des moisissures sera immédiatement écartée et jetée.

J'observe, depuis plus de dix ans maintenant, que l'utilisation du *Calendrier des semis* aide vraiment à la conservation des plantes. Si l'on peut récolter un « jour fleurs », le séchage est optimisé et la conservation aussi. Il suffit de se procurer un tel calendrier[1] et de choisir un des « jours fleurs » indiqués.

Le stockage est la dernière étape avant la transformation

Les plantes séchées seront légèrement ciselées afin d'être plus faciles à conditionner. Les contenants peuvent être des bocaux en verre desquels on aura retiré la rondelle en caoutchouc afin d'éviter une étanchéité parfaite et donc le risque de condensation, des sachets en papier plus ou moins épais, des boîtes en carton ou en bois. L'idéal est de choisir des matières non vernies, non traitées, etc.

Quel que soit le contenant retenu, on le stockera au sec, au frais et à l'abri de la lumière. On n'oubliera pas d'indiquer sur une étiquette le nom de la plante, la partie récoltée et la date du stockage.

1. En magasin bio ou sur le site www.bio-dynamie.org

Si l'on veut privilégier la qualité, les plantes séchées se conservent une à deux années maximum.

Huiles végétales

On les choisira vierges, bio et de première pression à froid, soit en magasin bio soit en herboristerie. Attention à choisir de l'huile de tournesol désodorisée (pour l'odeur), et des huiles d'argan et de noisette non torréfiées, à usage cosmétique.

Chaque huile végétale possède ses propres propriétés que l'on peut utiliser pour renforcer les bienfaits des plantes ou huiles essentielles. Vous trouverez dans les pages suivantes un tableau succinct pour vous aider.

Nom	Propriétés
Abricot	Anti-âge, elle redonne éclat et tonus à la peau. Son odeur est douce et elle ne laisse pas de film gras car elle pénètre bien dans la peau.
Amande douce	Adoucissante, calmante, idéale pour les bébés, et les peaux sensibles et irritées. Son odeur est très discrète.
Argan	Réparatrice, régénératrice et anti-âge, elle est très fine et facilement absorbée par la peau.
Bourrache	Régénératrice cutanée, anti-âge. Améliore les symptômes liés au cycle féminin.
Calophylle	Favorise la circulation et fluidifie le sang. Huile assez colorée, son odeur est elle aussi marquée.
Germe de blé	Adoucissante, nourrissante pour les peaux sèches et sensibles au froid. Recommandée pour les peaux dévitalisées et les vergetures.
Jojoba	Très protectrice, favorise l'élasticité de la peau. Équilibre les peaux grasses et mixtes. Remarquable pour les soins capillaires. Très fine, elle est facilement absorbée par la peau. Son odeur est très discrète.
Macadamia	Nourrissante et très pénétrante. Active la microcirculation lymphatique et sanguine, excellente pour les massages. Son odeur évoque celle de la noix.

Noisette	Adoucissante des peaux sèches et sensibles. Régulatrice des fonctions sébacées. Elle agit sur la microcirculation lymphatique et sanguine. Convient particulièrement aux massages grâce à sa bonne pénétration.
Olive	Calmante, cicatrisante. Pour les peaux irritées, les dartres, les gerçures. Pour les mains, cheveux et ongles fragiles. Surtout employée pour faire macérer le millepertuis car leur synergie agit favorablement sur les maux de dos, hernies discales comprises.
Onagre	Nourrit et protège tous les types de peau. Améliore les symptômes liés au cycle féminin.
Rose musquée du Chili	Régénération cellulaire exceptionnelle, rides, cicatrices, vergetures, couperose...
Sésame	Pour les peaux sèches, grasses, irritées. Efficace sur les cheveux secs ou gras. Agit sur la desquamation.

Gel d'aloe / Gel de silice

On se les procurera bio, en herboristerie ou magasin bio.

Macérats glycérinés

Dans le domaine de la gemmothérapie, il existe deux sortes de macérats : les macérats 1D et les macérats concentrés.

Les **macérats glycérinés 1D** sont obtenus suite à deux opérations. Les bourgeons ou jeunes pousses sont tout d'abord mis à macérer dans un mélange alcool/glycérine. Le résultat est ensuite dilué 10 fois dans un mélange eau/alcool/glycérine, d'où l'appellation macérat glycériné 1D.
Les posologies varient en moyenne de 50 à 150 gouttes par jour, ce qui implique une consommation d'alcool un peu élevée à la longue et en restreint l'utilisation notamment chez les enfants.
Ces macérats glycérinés 1D sont vendus en pharmacie.

Les **macérats concentrés glycérinés (ou macérats mères)** ont été mis au point plus récemment. Ils sont obtenus suite à la macération de bourgeons ou jeunes pousses dans un mélange eau/alcool/glycérine. Aucune dilution n'est ensuite effectuée.
La posologie varie de 2 à 30 gouttes par jour. La consommation d'alcool est donc moindre et l'utilisation plus aisée.
Ces macérats concentrés glycérinés sont vendus en herboristerie ou magasin bio. On peut également les élaborer soi-même.

Dans cet ouvrage, seuls sont conseillés les macérats concentrés glycérinés, pour les raisons précitées et parce que les plantes retenues sont cultivées en bio.

Huiles essentielles et hydrolats

Il est primordial de les choisir de la meilleure qualité possible, soit 100 % naturelles. Afin d'éviter toute erreur, je vous conseille de **les acheter chémotypés (CT) et biologiques**. Ces mentions doivent apparaître sur le flaconnage.

Chémotypés, parce que nous avons besoin de cette information pour utiliser de manière ciblée et performante les huiles essentielles et les hydrolats.

Huiles essentielles et hydrolats chémotypés

Le chémotype (CT) est un facteur déterminant pour l'application des huiles essentielles et des hydrolats. Ce chémotype provient du biotope où se développe la plante. Ainsi, le romarin CT verbénone pousse uniquement en Corse. Il est utilisé, entre autres, pour la sphère hépatique. Le romarin CT cinéole pousse sur le continent et s'applique surtout à la sphère ORL. Quant au romarin CT camphre, il sera souverain pour le système locomoteur. Il est donc essentiel de connaître les chémotypes afin de pratiquer une aromathérapie efficace.

Biologiques parce que les méthodes de culture et de distillation à la vapeur d'eau suivent alors des règles strictes qui garantissent l'exclusion de substances toxiques et le respect de l'environnement.

Précisons qu'il est tout à fait possible de produire ses propres huiles essentielles et surtout ses propres hydrolats. Toutefois, cela requiert un matériel assez conséquent ainsi qu'une formation adéquate.

Fleurs de Bach et autres élixirs floraux

On trouve aisément ces produits dans les magasins bio, les herboristeries et les pharmacies. On peut également les élaborer soi-même.
Il me semble important de les choisir d'origine biologique autant que faire se peut. Ensuite, ces remèdes étant si subtils, il me paraît essentiel de retenir le ou les laboratoires qui les produisent en laissant intervenir votre ressenti. Telle marque vous « parlera » plus que telle autre. Il se peut aussi que vous sélectionniez telle marque pour certains élixirs et telle marque pour d'autres.
Il existe de longs discours sur les procédés d'élaboration. Certains ne jurent que par la méthode du docteur Bach, d'autres prennent des libertés. Depuis plus de dix ans, j'élabore mes propres élixirs floraux et j'achète ceux que je ne peux pas produire car les plantes ne poussent pas dans ma région. J'ai varié à deux reprises ma méthode de fabrication et j'ai aussi changé de fournisseurs. Je dois dire que les résultats ont toujours été positifs.
Ce qui est primordial, c'est de **bien cerner les états d'âme disharmonieux conduisant à la prise de ces élixirs** et de faire entièrement confiance à « nos » élixirs, d'où l'importance de **les choisir au ressenti pour ce qui est de la marque**.

Pour vous aider dans vos débuts, voici un tableau[1] indiquant les 38 Fleurs de Bach et leurs propriétés sur nos états émotionnels.

Fleurs	**États émotionnels**	**Changement positif**
AIGREMOINE (Agrimony)	Les souffrances sont cachées derrière un masque jovial.	Acceptation de soi, accès aux vrais sentiments.
ASPEN (Tremble)	Sensation de quelque chose de menaçant sans pouvoir en déterminer la nature.	Confiance dans l inconnu.
BEECH (Hêtre)	Personne perfectionniste qui veut améliorer les choses autour d'elle, mais qui a tendance à critiquer et juger parce qu'elle a du mal à se mettre à la place des autres.	Compassion, compréhension et vision positive.
CENTAURY (Centaurée)	Faiblesse de volonté, les « trop gentils » qui ne savent pas dire non, dévouement extrême.	Force de caractère, peut s'imposer.
CERATO (Plumbago)	Ne fait pas confiance à son intuition, affirme difficilement ses convictions.	Confiance en son intuition et en la justesse de ses choix.
CHERRY PLUM (Prunier myrobolan)	Pensées ou actes incontrôlés et destructeurs.	Calme, paix de l'âme.
CHESTNUT BUD (Bourgeons de marronnier)	Répétition des mêmes erreurs par inattention, sans profiter des expériences vécues.	Vigilance, apprentissage par l'expérience.

1. Avec l'aimable autorisation du laboratoire Biofloral.

CHICORY (Chicorée sauvage)	Si attentif aux besoins des autres qu'il en devient protecteur à l'excès et finit par trop contrôler son entourage.	Accepter les besoins d'indépendance et de liberté d'autrui, et aimer de manière désintéressée.
CLEMATIS (Clématite blanche)	Vit dans un monde de rêves, manque de lien avec la réalité.	Aide à vivre le moment présent.
CRAB APPLE (Pommier sauvage)	Sentiment d'intoxication ou d'impureté, de honte, et besoin de se purifier.	Pureté intérieure, évolution spirituelle.
ELM (Orme)	Sentiment d'être dépassé ou écrasé par l'ampleur de la tâche.	Persévérance et force pour accomplir ses responsabilités.
GENTIAN (Gentiane rose)	Découragement facile, lassitude, propension à la mélancolie.	Force, courage et persévérance.
GORSE (Ajonc)	Désespoir, pessimisme et résignation.	Espoir, savoir faire face aux difficultés.
HEATHER (Bruyère)	Personne un peu trop centrée sur elle-même qui rencontre des difficultés à communiquer.	Ouverture et altruisme, communication réelle.
HOLLY (Houx)	Sentiment de jalousie, de colère, de suspicion et de revanche.	Amour authentique, pardon, compréhension.
HONEYSUCKLE (Chèvrefeuille)	Vit dans les souvenirs, trop nostalgique.	Aide à trouver de l'intérêt au présent.
HORNBEAM (Charme)	Manque de courage ou de force, tendance à repousser à demain les tâches d'aujourd'hui.	Force, motivation et vitalité d'esprit.

IMPATIENS (Balsamine)	Impatient et pressé en toutes choses, n'accepte pas les contraintes.	Patience, tolérance et douceur.
LARCH (Mélèze)	Manque de confiance en soi et peur de l'échec.	Confiance en soi, intuition, décision et action.
MIMULUS (Mimule)	Peur devant des choses précises : peur du noir, du lendemain, de la pauvreté, de la solitude... Timidité.	Courage face aux événements difficiles.
MUSTARD (Moutarde)	Mélancolie et tristesse soudaines, sans raison apparente.	Dépassement de la mélancolie, retour à la joie.
OAK (Chêne)	Pour la fatigue du courageux qui n'abandonne jamais, mais qui ne reconnaît pas ses limites.	Lâcher-prise et régénération.
OLIVE (Olivier)	Surmenage et épuisement suite à un effort trop important.	Régénération physique et mentale.
PINE (Pin sylvestre)	Culpabilité et sentiment d'être responsable des erreurs d'autrui.	Acceptation et déculpabilisation.
RED CHESTNUT (Marronnier rouge)	Souci excessif du bien-être des autres, surtout des proches, avec la crainte du pire.	Confiance en la vie, sérénité.
ROCK ROSE (Hélianthème)	Sentiment de terreur, panique aiguë, cauchemars.	Force, courage dans les situations de crise.
ROCK WATER (Eau de source)	Si perfectionniste et exigeant avec lui-même qu'il finit par s'interdire les plaisirs simples de la vie.	Indulgence envers soi-même et lâcher-prise.

SCLERANTHUS (Scléranthe)	Hésitation à choisir ou à prendre une décision lorsque plusieurs choix se proposent.	Clarté et détermination dans les décisions.
STAR OF BETHLEHEM (Ornithogale en ombelle)	Choc émotionnel ou physique dû à une mauvaise nouvelle, à un accident, etc.	Paix, tranquillité, consolation après un choc.
SWEET CHESTNUT (Châtaignier)	Pour les moments très difficiles de la vie, de désespoir extrême.	Transformation et libération, aide à retrouver la lumière.
VERVAIN (Verveine officinale)	Si enthousiaste qu'il cherche toujours à « convertir » les autres à sa cause et s'épuise ainsi en étant trop sous pression.	Calme, modération et écoute attentive des autres.
VINE (Vigne)	Personne très capable, avec un sens inné du commandement, mais qui impose trop sa façon de faire ou de voir les choses.	Autorité éclairée grâce à l'esprit de coopération.
WALNUT (Noyer)	Besoin de protection face aux influences extérieures et pendant les périodes de changement.	Libération des liens avec le passé, aide au changement.
WATER VIOLET (Violette d'eau)	Distant, indépendant, avec un sentiment de supériorité.	Sociabilité, humilité, communion avec les autres.
WHITE CHESTNUT (Marronnier blanc)	Mental agité, pensées récurrentes.	Clarté mentale et tranquillité d'esprit, concentration.
WILD OAT (Folle avoine)	Indécision, difficulté à trouver et exprimer sa propre vocation.	Objectifs clairs, aide à trouver sa voie.

WILD ROSE (Églantier)	Résignation, vit sans plaisir.	Aide à retrouver l'enthousiasme.
WILLOW (Saule)	Amertume, ressentiment, sentiment d'injustice et d'insatisfaction.	Prise en charge de ses responsabilités, joie de vivre.
RESCUE REMEDY (Remède de secours)	États de choc, de panique, de confusion, émotions et pensées négatives.	Aide à retrouver calme et équilibre émotionnel.

Élixirs spagyriques

Ils ne sont pas monnaie courante. Il existe deux moyens d'utiliser les élixirs spagyriques : soit vous souhaitez les intégrer à des produits que vous fabriquez et dans ce cas vous pouvez vous en procurer auprès du laboratoire Elixalp. Soit vous achetez des produits du laboratoire Biofloral qui en contiennent (les *Grands Élixirs*, notamment).

Miel, pollen, propolis et gelée royale

Là encore, soyez vigilant quant à la provenance et à la qualité.

Certaines études montrent que les abeilles butinent là où les métaux lourds et autres polluants sont en moindre quantité. Certes, mais en choisissant des produits bio, vous optez pour des produits répondant à un cahier des chartes exigeant. Et ces exigences portent tant sur les concentrations en polluants environnementaux que sur les conditions de vie et soins des abeilles.

Il me semble inconcevable de maintenir notre état de santé ou de nous soigner sans respecter une harmonie globale. Et cette harmonie inclut le respect de la Nature et de tous les êtres qu'elle abrite.

Aimants

Dans cet ouvrage, je conseille trois produits de la marque Auris : les magnets 3800, le coffret Medimag or mixte et la tasse magnétique à effet thermos.

Je les utilise depuis une vingtaine d'années et leur polyvalence m'a toujours satisfaite. Il existe aujourd'hui d'autres fabricants d'aimants mais je ne suis pas en mesure de vous conseiller leurs produits, que je n'ai pas essayés. Si vous souhaitez recourir à ces autres fabricants, voici le détail des produits précités afin que vous puissiez vous procurer des équivalents.

• Magnets 3800
2 aimants ferrite, diam. 55 mm, ép. 10 mm, rémanence 3 800 Gauss. Coque élastomère antichoc agréée contact alimentaire/cutané. Dim. Magnet 75x75x15 mm. Livré avec deux bandes élastiques autogrippantes.

• Tasse magnétique effet thermo
de 30, 45 ou 70 cl, en inox ou céramique, elles renferment 4 aimants Néodyme rectangulaires 48x11x4 mm ou un aimant disque Néodyme d'un diamètre de 40 mm. Quel

que soit le modèle choisi, la rémanence des aimants est de 12 200 Gauss.

• Coffret Medimag or mixte
6 aimants Néodyme contact cutané diam. 10 mm et 4 aimants Néodyme contact cutané diam. 15 mm, rémanence Br 12 200 Gauss, champ au contact 3 000 Gauss. Livrés avec 50 adhésifs en polyuréthane 25 microns 35 x 55 mm.

Argiles

Vous les trouverez aisément en herboristerie, en magasin bio ou en pharmacie.

Vous pouvez choisir de les acheter concassées. Dans ce cas, il faudra vous y prendre à l'avance pour les préparer puisqu'on doit alors leur ajouter de l'eau et la leur laisser absorber plusieurs heures durant.

Vous pouvez vous les procurer en poudre. C'est ce que je vous conseille car vous pourrez ainsi les utiliser en poudrage ou y ajouter de l'eau pour en faire des cataplasmes. Réduites en poudre, elles absorbent immédiatement l'eau et peuvent donc être utilisées sur-le-champ.

Vous pouvez aussi acheter des tubes d'argile prête à l'emploi. C'est pratique, sauf pour le poudrage.

Vous pouvez enfin trouver des cataplasmes d'argile tout prêts.

Quant à l'utilisation des argiles, elle requiert toujours les mêmes précautions :

– pas d'ustensiles ou contenants en plastique ou en métal lors de l'élaboration des cataplasmes ;
– pas de réutilisation de l'argile. Celle qui a servi contient des toxines et doit donc être jetée ;
–poursuite du traitement jusqu'à réelle amélioration au risque d'une éventuelle accentuation des symptômes.

Aliments et compléments alimentaires

« Que ton aliment soit ton premier remède ! » nous conseillait déjà Hippocrate.

Quoi qu'en pensent certains, les aliments bio offrent une garantie appréciable grâce aux cahiers des charges exigeants et aux agriculteurs qui, pour la plupart, ont foi en ce qu'ils font.

Une étude récente[1] réalisée par l'association *Générations futures* sur quatre repas-tests a mis en avant que les fruits et légumes bio analysés ne contenaient aucun résidu de pesticides alors qu'on en relevait trente-sept dans les produits conventionnels. Quant au bilan total pour les substances les plus préoccupantes : dix-sept résidus suspectés d'être cancérigènes ou des perturbateurs endocriniens ont été décelés dans les aliments classiques contre un seul pour le bio. Édifiant !

Bien sûr, si vous cultivez votre jardin selon les méthodes naturelles ou si vous connaissez un producteur qui procède

1. www.bioaddict.fr/article/sante-et-alimentation-nos-enfants-avalent-128-residus-chimiques-par-jour-a1295p1.html

ainsi, vous bénéficiez également de légumes et fruits de grande qualité.

Le choix du mode de cuisson des aliments est essentiel. La cuisson à l'étouffée est sans doute la plus adaptée puisqu'elle permet de conserver les vitamines et minéraux des ingrédients cuisinés. On ajoute ensuite dans l'assiette un filet d'huile végétale vierge de première pression à froid et le tour est joué !

Quant aux **compléments alimentaires**, on choisira ceux qui sont naturels puisque le corps les tolère et les assimile mieux. On en fera des cures de 21 jours, renouvelables selon besoin, après une pause. La nourriture devrait nous apporter tout ce dont nous avons besoin en termes d'aliments et de nutriments. Il s'avère que les aliments sont souvent pauvres du fait d'une culture inadéquate ou de l'usage de polluants. D'autre part, le stress subi par l'être humain de nos jours est si élevé que nos réserves en nutriments sont vite épuisées. La complémentation alimentaire prend donc tout son sens.

2 Précautions d'emploi

Si les remèdes naturels sont capables de nous soigner, on comprend aisément qu'ils soient puissants. Il convient donc, pour les utiliser en parfaite sécurité, de connaître les quelques restrictions qui s'imposent.

Précautions liées aux plantes au détail

Ne jamais récolter de plantes que l'on ne connaît pas
L'identification botanique est indispensable. La famille des ombellifères abrite notamment la redoutable ciguë et... les ombellifères se ressemblent à première vue !

Toujours préférer les mélanges de plantes
On associe ainsi leurs actions. De plus, cela réduit les quantités de chaque plante et limite de ce fait les éventuelles contre-indications concernant telle ou telle plante isolée.

Attention à l'usage des plantes pendant la grossesse
Certaines ne conviennent pas, notamment celles qui agissent sur la sphère hormonale. Si vous souhaitez en utiliser d'autres que celles proposées dans cet ouvrage pour les femmes enceintes, demandez conseil à un herboriste ou à tout autre personne qualifiée.

Attention à l'usage des plantes chez l'enfant
Si vous souhaitez en utiliser d'autres que celles citées

pour l'enfant dans cet ouvrage, demandez conseil à un herboriste ou à tout autre personne qualifiée pour le choix de plantes adaptées.

Précautions liées aux associations plantes et médicaments

Aspérule / Aubépine / Gingko biloba / Ginseng / Éleuthérocoque / Levure de riz rouge / Millepertuis / Réglisse / Reine-des-prés / Saule

Si l'on est loin des risques que représentent les interactions médicamenteuses (quelque 8 000 décès par an selon le ministère de la Santé[1]), il faut savoir que toutes les plantes peuvent interagir avec des médicaments allopathiques, aussi la prudence est-elle de mise lorsque l'on est sous traitement médical.

Toutefois, certaines plantes sont plus sensibles que d'autres. Parmi celles citées dans cet ouvrage, certaines peuvent interagir avec :

- des anticoagulants (aspérule, gingko biloba, millepertuis, reine-des-prés, saule) ;
- des médicaments pour réguler la tension artérielle (aubépine, ginseng, réglisse) ;
- des médicaments pour réguler le cholestérol (levure de riz rouge) ;
- des médicaments pour réguler le diabète (éleuthérocoque) ;
- les contraceptifs oraux, les immunodépresseurs et certains antidépresseurs (millepertuis).

Ainsi, si vous suivez un traitement médical, demandez toujours conseil à votre médecin avant d'utiliser ces plantes.

1. in *Plantes et Santé* n°95.

Précautions liées à la gemmothérapie

Attention à l'usage des bourgeons et des jeunes pousses pendant la grossesse
Certains ne conviennent pas, notamment ceux qui agissent sur la sphère hormonale. Si vous souhaitez en utiliser d'autres que ceux proposés dans cet ouvrage pour les femmes enceintes, demandez conseil à un herboriste ou à tout autre personne qualifiée.

Attention à l'usage des bourgeons et jeunes pousses chez l'enfant
Si vous souhaitez en utiliser d'autres que ceux proposés pour les enfants dans cet ouvrage, demandez conseil à un herboriste ou à tout autre personne qualifiée.

Précautions liées à l'aromathérapie

• Sauf conseil précis donné dans cet ouvrage, ne jamais utiliser une huile essentielle sans l'avoir préalablement diluée dans un support huileux.

• Avant d'utiliser une huile essentielle, toujours faire un test d'éventuelle réaction allergique. Déposer 2 gouttes de l'huile en question au niveau du pli du coude et attendre 15 minutes. Si une rougeur apparaît, éviter d'utiliser cette huile.

• Jamais d'huile essentielle dans l'oreille, l'œil ou la narine.

• Jamais d'huile essentielle sur les muqueuses.

• Si une huile essentielle est appliquée par erreur, badigeonner l'endroit d'huile végétale puis l'éponger avec un linge ou un papier absorbant. Recommencer l'opération jusqu'à ce que la sensation douloureuse disparaisse. Sur la peau, on peut aussi savonner afin d'éliminer l'huile essentielle.

• Sauf conseil précis donné dans cet ouvrage, **jamais d'huile essentielle en usage externe ou interne chez l'enfant de moins de 3 ans**. Après 3 ans, l'utilisation doit être encadrée par un herboriste ou toute autre personne qualifiée.

• **Attention aux huiles essentielles chez la femme enceinte.** La plupart sont vivement déconseillées pendant les trois premiers mois de la grossesse. Pour la suite, demandez conseil à un herboriste ou toute autre personne qualifiée si vous souhaitez en utiliser d'autres que celles proposées pour les femmes enceintes dans cet ouvrage.

Précautions liées à la magnétothérapie

• Chez la femme enceinte, ne pas poser d'aimants sur la région abdominale.

• Ne pas utiliser d'aimants chez les personnes porteuses d'un pace-maker.

• Pour les enfants, réduire de moitié le temps d'application conseillé pour les adultes par le fabricant.

Bibliographie

Élixirs floraux, harmonisants de l'âme, Philippe Deroide, Le souffle d'or, 1992.
Encyclopédie de revitalisation naturelle, Daniel Kieffer, éditions Sully, 2001.
Flora Helvetica, Konrad Lauber et Gerhart Wagner, Belin, 2000.
Huiles essentielles chémotypées et leurs synergies, A. Zhiri et Dominique Baudoux, Inspir Development éditions, 2008.
Huiles végétales 100 % pures et naturelles, Dominique Baudoux, éditions Inspir Developement.
L'argile facile. Une thérapie naturelle millénaire, Marie-France Muller, éditions Jouvence, 1998.
L'argile qui guérit, Raymond Dextreit, éditions Vivre en harmonie, 1993.
L'Aromathérapie, Dominique Baudoux, éditions Amyris, 2008.
La Santé à la Pharmacie du Bon Dieu, Maria Treben, éditions Wilhelm Ennsthaler, 1994.
L'Herboristerie. Manuel pratique de la santé par les plantes, Patrice de Bonneval, éditions Désiris, 2006.
L'Hydrolathérapie, Thérapie des eaux florales, Lydia Bosson et Guénolée Dietz, éditions Amyris 2005.
La gemmothérapie. la santé par les bourgeons, Roger Halfon, éditions Trajectoire, 2005.
La gemmothérapie. Médecine des bourgeons, Philippe Andrianne, éditions Amyris, 2002.
La propolis, Dr Yves Donadieu, éditions Maloine, 1996.
Le livre des bonnes herbes, Pierre Lieutaghi, Actes Sud, 1996.
Le livre des arbres, arbustes et arbrisseaux, Pierre Lieutaghi, Actes Sud, 2004.
Le pollen, Dr Yves Donadieu, éditions Maloine, 1996.
Le silicium organique, nouvelle approche, L.A.I.M., éditions M Santé, 2002.
Les 38 quintessences florales du Dr Edward Bach, Mechthild Scheffer, éditions Medicis, 2003.
Les Fleurs de Bach. Guide complet de sélection et d'utilisation des Fleurs de Bach pas à pas, Judy Ramsell Howard, Les éditions Co-créatives, 2005.

Les huiles végétales, Huiles de santé et de beauté, Chantal et Lionel Clergeaud, éditions Amyris, 2003.
Ma bible des huiles essentielles, Danièle Festy, éditions Leduc.S, 2012.
Manuel pratique d'aromathérapie au quotidien, Patrice de Bonneval et Franck Dubus, éditions Le Sureau, 2007.
Petit Larousse des plantes médicinales, Gérard Debuigne et François Couplan, Larousse, 2009.
Petit traité de naturopathie, Christopher Vasey, éditions Jouvence, 2006.
Phytothérapie, La santé par les plantes, Sélection Reader's digest, Vidal, 2010.
Plantes à risques : un ouvrage destiné aux pharmaciens, aux médecins, toxicologues et biologistes, Dietrich Frohne, Hans Jürgen Pfänder et Robert Anton, éditions Tec et Doc, 2009.
Plantes médicinales pour se soigner en Ardèche et ailleurs, Vincent Delbecque, éditions Savoirs de Terroirs, 2003.
Précis de magnétothérapie, Monique Vial, éditions APIPresse, 2003.
Secrets des plantes pour se soigner naturellement, Michel Pierre et Michel Lys, éditions Artémis, 2010.
Stratégie longue vie, Dr Dominique Rueff et Dr Maurice Nahon, éditions Jouvence, 2009.
The Twelve Healers and other remedies, Edward Bach, The C. W. Daniel Company Ltd, 1999.
Traité d'aromathérapie scientifique et médicale, Michel Faucon, éditions Sang de la Terre et Médial, 2012.
Voyage au cœur des Fleurs de Bach, Ulrich Rampp, éditions Clématis, 2010.

Remerciements

Merci à Patrice de Bonneval, docteur en pharmacie, herboriste et directeur de l'École lyonnaise de plantes médicinales. Depuis de nombreuses années, nos deux cœurs cheminent côte à côte auprès de nos compagnes végétales.

Merci à Gilles Corjon, docteur en pharmacie, conseiller en phytothérapie et responsable scientifique des formations à l'École lyonnaise de plantes médicinales. Sa relecture attentive, sa générosité dans la transmission de son savoir et de son expérience, et son amitié sont autant de cadeaux précieux.

Merci à Marc de Smedt, éditeur et écrivain. Sans lui, ce livre et les précédents ne seraient pas ; je ne l'oublie jamais. C'est un ami rare.

Merci à Laure Paoli, éditrice, et à son équipe pour leur rigueur, leur confiance et leur enthousiasme constants.

Merci à Ulrich dont les connaissances, le soutien et la tendresse rendent le chemin des fleurs encore plus lumineux.

Table des matières

Pour contacter l'auteur :

Herboristerie des Jardins d'Espaladous
Le Crouzet
43260 Saint-Pierre-Eynac
contact@espaladous.com
www.espaladous.com

Dans la même collection

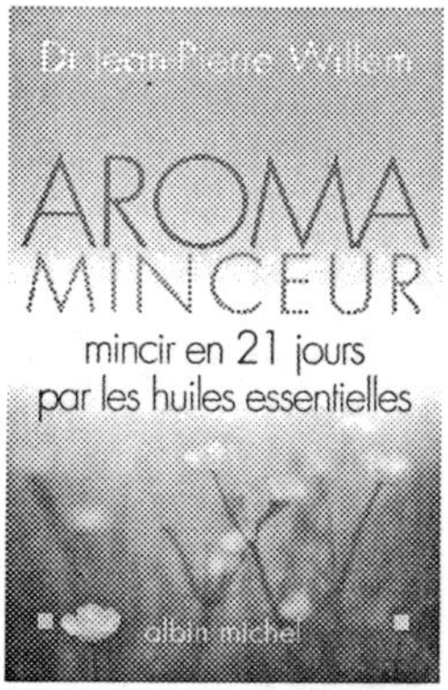

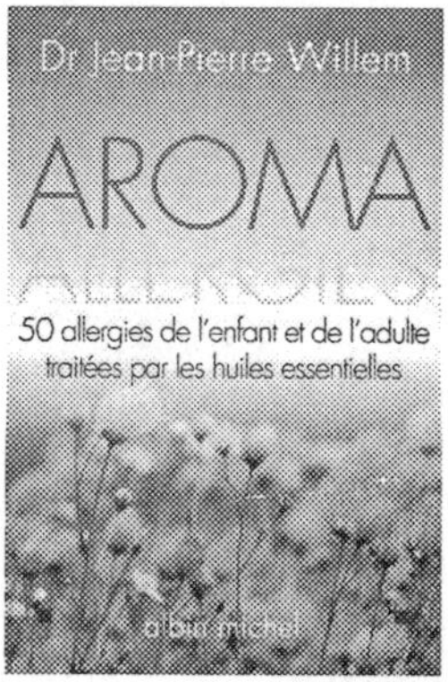

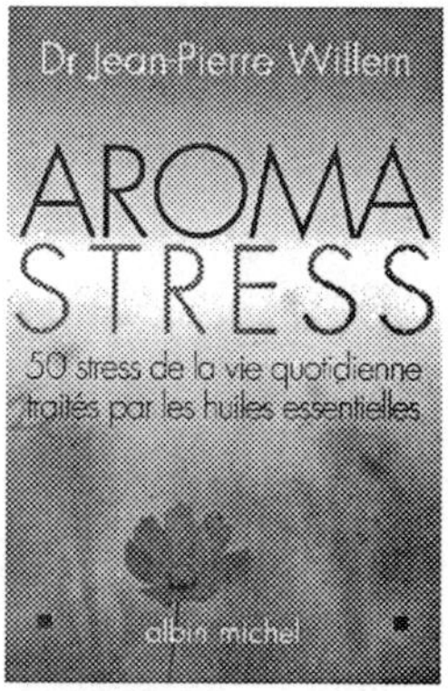

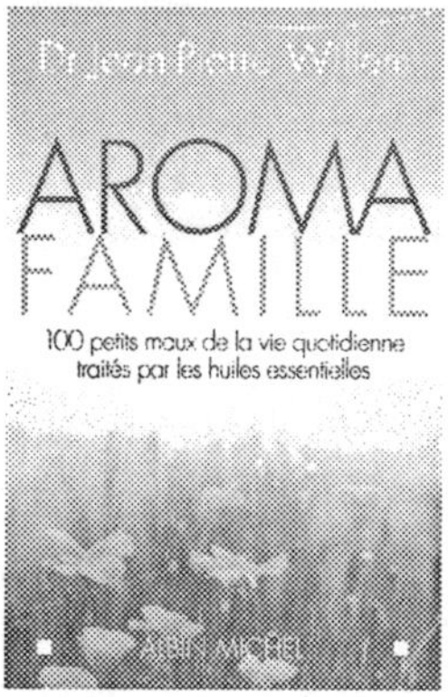

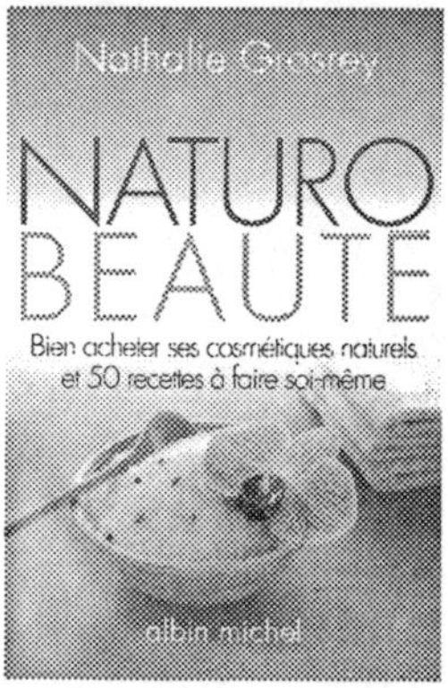

Impression : CPI Bussière en août 2014
à Saint-Amand-Montrond (Cher)
Éditions Albin Michel
22, rue Huyghens, 75014 Paris
www.albin-michel.fr

Conception graphique / Maquette : Stéphanie Le Bihan

ISBN : 978-2-226-25042-1
N° d'édition : 20590/02– N ° d'impression : 2011266
Dépôt légal : janvier 2014
Imprimé en France